HEYNE <

Hinter **Franziska von Au** verbirgt sich die erfolgreiche Buchautorin Christina Zacker. Als echter Spross einer alten, österreichischen Adelsfamilie liegen Christina Zacker insbesondere die Themen Tradition und Brauchtum am Herzen. Nach der Ausbildung zur Journalistin in München war sie als Redakteurin, Ressortleiterin und Textchefin sowie als Kolumnistin bei verschiedenen Tageszeitungen und Frauenmagazinen tätig. Seit etlichen Jahren arbeitet Christina Zacker als freiberufliche Buchautorin. Im Südwest Verlag, aber auch in den Verlagen Ludwig und Cormoran, hat sie unter dem Namen Franziska von Au, der übrigens der Name ihrer Urgroßmutter ist, zahlreiche erfolgreiche Bücher verfasst. 2013 erschien von ihr bei Heyne der Titel »Rote Bete « und zuletzt 2015 »Kokosöl«. Christina Zacker lebt in der Nähe von Monchique an der nördlichen Algarve in Portugal.

FRANZISKA VON AU

INGWER

Die wunderbaren Heilkräfte der magischen Knolle

WILHELM HEYNE VERLAG
MÜNCHEN

Hinweis: Die Informationen in diesem Buch sind sorgfältig und nach bestem Wissen recherchiert. Eine Garantie kann von Autorin und Verlag dennoch nicht übernommen werden; eine Haftung für Personen-, Sach- und Vermögensschäden ist ausgeschlossen. In medizinischen Fragen ist der Rat Ihres Arztes maßgebend.

Sollte diese Publikation Links auf Webseiten Dritter enthalten, so übernehmen wir für deren Inhalte keine Haftung, da wir uns diese nicht zu eigen machen, sondern lediglich auf deren Stand zum Zeitpunkt der Erstveröffentlichung verweisen.

MIX
Papier | Fördert gute Waldnutzung
FSC® C014496

Penguin Random House Verlagsgruppe FSC® N001967

Originalausgabe 06/2023

Redaktion: Regina Carstensen
Umschlaggestaltung: Nele Schütz Design
unter Verwendung eines Fotos von: AdobeStock/DIA

Satz: Buch-Werkstatt GmbH, Bad Aibling
Druck: GGP Media GmbH, Pößneck
Printed in Germany
ISBN: 978-3-453-60656-2

www.heyne.de

Inhalt

Vorwort

Ingwer ist eine der ältesten Gewürzpflanzen der Welt. In China und Indien kennt und schätzt man das heute so moderne Superfood seit mindestens 4000 Jahren. Man kann leider nur vermuten, wo die Pflanze ursprünglich herkommt, doch für die Chinesen ist das völlig klar: In ihrer mythischen Geschichte gab es fünf Urkaiser. Zu ihnen gehörte einer der ersten weisen Männer, der sie alles über die Landwirtschaft und pflanzliche Arzneimittel lehrte, und er kannte den Ingwer und wusste um all seine Eigenschaften und Heilkräfte. Die Urkaiser haben dieses Wissen hinterlassen, und es wurde seitdem bewahrt und weitergegeben.

Gleichauf allerdings liegt Indien: Hier gab es medizinische Kenntnisse wohl schon in der Steinzeit, und auch in den ebenfalls weit zurückliegenden Anfängen der indischen Heilkunst Ayurveda spielte Ingwer eine Hauptrolle und zwar eine solch entscheidende, dass Indien heute der Großverbraucher allen Ingwers auf dem Weltmarkt ist.

Kein Wunder also, dass man weder in der asiatischen noch der indischen Medizin ohne die Wunderknolle auskommt. Und auch aus den Küchen dieser beiden riesigen Kulturregionen der Erde ist Ingwer nicht wegzudenken: In Indien gibt es wohl kaum ein Gericht, das Ingwer vermissen lässt. Die Chinesen gingen sogar so weit, vor gut 2000 Jahren tote Fürsten mit großen Mengen Ingwers zu bestatten, auf dass denen nicht einmal im Reich der Toten der scharf-süße Genuss versagt blieb …

In Europa kennt man Ingwer seit Langem als wichtige Geschmackszutat und als lebensnotwendiges Heilmittel, auf das weder die Militärärzte Alexanders des Großen noch die Legionäre des römischen Weltreichs verzichten wollten. Sie brachten den Ingwer weit bis über die Grenzen der damals bekannten Welt: vorbei an den »Säulen des Herkules«, also Gibraltar, bis in den hohen Norden Britanniens. Dort – und damit in der gesamten angelsächsischen Welt – hat Ingwer nicht nur in Küche und Apotheke seinen Platz gefunden, sondern er hat sich außerdem in der Sprache festgesetzt: *Ginger* – so die englische Bezeichnung – bedeutet nämlich weit mehr als einfach nur »Ingwer«.

In Mitteleuropa haben die Mönche und Nonnen der mittelalterlichen Klostermedizin das Wissen um die Heilkräfte des Ingwers bewahrt. Im Grunde bis heute, denn selbst wenn wir ihn noch nicht so lange in der Alltagsküche verwenden: Über seine Heilkräfte wusste man stets Bescheid, zahllose Hausmittel sind überliefert, die dem Ingwer alle möglichen Heilkräfte zuschreiben. Erst seit einigen Jahrzehnten beschäftigt sich die Wissenschaft mit der genaueren Erforschung der Pflanzen – und muss anerkennen: Unsere Altvorderen lagen oft gar nicht so falsch, wenn es um die Heilkräfte geht, die dem Ingwer seit jeher zugeschrieben wurden. Die moderne Forschung bestätigt vieles über die medizinische Wirksamkeit von Pflanzen – nicht nur beim Ingwer. Die Suche nach weiteren Inhaltsstoffen und ihren Einsatzmöglichkeiten in der Phytotherapie – der Behandlung von Krankheiten und ihrer Linderung und Heilung durch Pflanzen – ist bei Weitem nicht abgeschlossen.

In diesem Buch finden Sie eine Menge Wissenswertes über Ingwer – seine Geschichte und seine Wanderung von Asien nach Europa; seine ganz besonderen Inhaltsstoffe, die ihn zum Superfood machen; wie Sie ihn für Wohlbefinden und Gesundheit, ja sogar für die Haut- und Haarpflege einsetzen können. Und nicht zuletzt eine ausführliche Warenkunde, durch die Sie erfahren, worauf Sie beim Einkauf, beim Lagern und beim Kochen achten sollten – samt Rezeptteil, um Sie zu verleiten, selbst auszuprobieren, wie man mit Ingwer leckere Gerichte zaubern kann.

Kapitel 1 Geschichte und Geschichten zum Ingwer

»Es waren einmal die Gelben Kaiser in China ...« – so könnte ein Märchen beginnen. Diese »Erhabenen« nämlich sollen die chinesische Kultur begründet haben, etwa ab 2800 vor unserer Zeitrechnung. Das besagen zumindest die Schriften der *Bambuschronik* aus dem 3. vorchristlichen Jahrhundert, die als eines der wichtigsten erhaltenen historischen Werke des chinesischen Altertums gelten.

Aus den alten Legenden Chinas

Was haben diese alten Legenden mit Ingwer zu tun? Zum einen sind sie möglicherweise der Grund dafür, dass wir Europäer den Ingwer nach China verorten, obwohl man mittlerweile weiß, dass die Pflanze ursprünglich eher aus dem mittel- und südostasiatischen Raum stammt. Hinterindien, also die Indochinesische und Malaiische Halbinsel, ist wohl der wahrscheinlichste Ursprungsort – genauer kann man es nicht sagen, weil Ingwer in seiner Wildform nicht mehr vorkommt, aber überall angebaut wurde und wird, wo es tropischen Dschungel mit feuchtwarmem Klima gibt.

Zum anderen sind die alten chinesischen Legenden wichtig, weil sie Hinweise darauf liefern, welch wichtige Rolle Ingwer bereits in diesen antiken Zeiten spielte. So soll der erste der drei »Erhabenen«, der Gelbe Kaiser Shennong, die Chinesen nicht nur die Landwirtschaft gelehrt, sondern seinem Volk außerdem den Nutzen und Gebrauch von Heilkräutern nahegebracht haben. In den oben erwähnten *Bambusannalen*, wie die Chronik auch genannt wird, ist festgehalten, dass dabei Ingwer als pflanzliches Arzneimittel eine wichtige Rolle spielte.

Im 16. Jahrhundert stellte der Arzt und Gelehrte Li Shizhen (1518–1593) über den Zeitraum von dreißig Jahren das umfassende Werk *Bencao Gangmu* (»Das Buch der heilenden Kräuter«) zusammen, in dem die damals bekannten Medikamente aufgeführt sind, vor allem jedoch, gegen welche Krankheiten sie helfen und in welcher Dosierung sie anzuwenden sind. Knapp 1900 Substanzen sind in seinem Kompendium erwähnt, etwa 11 000 Rezepte hat der Autor gesammelt. Man weiß heute, dass China zwar als Seefahrernation in Asien eine wichtige Rolle innehatte, dass jedoch Reise- und Seekrankheit weitverbreitet waren. Das beste Heilmittel dagegen war – Ingwer, der im Chinesischen *sheng chiang* genannt wird. Das wusste auch Kung Fu Tse (Konfuzius, 551–479 v. Chr.), der ein Jahrtausend vor Li Shizhen lebte. Ein chinesisches Sprichwort sagt: »Ein scharfes Essen stillt dreifachen Hunger« – und danach hat der große chinesische Philosoph offenbar gelebt. Denn in den *Gesprächen des Konfuzius*, die, wie damals üblich, von seinen Schülern aufgezeichnet wurden, steht ausdrücklich: »Er hatte stets Ingwer beim Essen.«

In der TCM (Traditionelle Chinesische Medizin) gilt Ingwer als »warm« – und hilft somit, Yin und Yang, also die ausgewogene Balance zwischen »kalter« und »heißer« Energie, perfekt auszugleichen und zudem alle Erkrankungen zu heilen, die mit Kälte zu tun haben:

Husten ebenso wie Erkältungen, aber auch Rheuma. Bestimmte Arzneimischungen mit Ingwer gehen bis auf die Ming-Dynastie (1368–1644) zurück und wurden gegen Magengeschwüre, Angina Pectoris und Rückenschmerzen verordnet.

Die heiligen Schriften Indiens

Das heiligste Wissen im Hinduismus, die Veden, wurde ursprünglich nur mündlich weitergegeben, in der altindischen Sprache Sanskrit. Die Veden entstanden zwar vor etwa 4000 Jahren, wurden aber wohl erst 500 n. Chr. zum ersten Mal niedergeschrieben. Die traditionelle indische Heilkunst Ayurveda (»Wissen vom Leben«) entstand etwa in derselben Zeitspanne wie die chinesische Medizin, und auch hier spielt Ingwer eine entscheidende Rolle – als »göttliches Feuer«. Die Knolle gilt als »anregend« und zwar für die Verdauung und die körperliche Entgiftung. Ingwer sorgt dafür, dass schädliche Stoffe aus unserem Organismus ausgeschieden werden. Er wirkt entzündungshemmend, verhindert Blutgerinnsel und lindert Arthritis.

Je nach Darreichungsform (ob als frische Wurzel oder getrocknet) setzt man ihn unterschiedlich ein. In sehr vielen Ayurveda-Rezepten ist Ingwer enthalten, weil er nicht nur bestimmte Beschwerden mildert und Krankheiten heilt, sondern auch dafür sorgt, dass das Zusammenspiel mit anderen Heilmitteln besser funktioniert.

Diverse Gewürzmischungen – die bekannteste ist Curry in allen Varianten – enthalten Ingwer. Etliche andere Mischungen sind in der Heilkunst wichtig: etwa die »Drei Gewürze« aus Ingwer, schwarzem Pfeffer und Stangenpfeffer, die man entweder einnimmt oder übers

Essen streut. Die anregende Mischung begleitet die Einnahme anderer Arzneien und verstärkt deren Wirkung. In der Ayurveda-Heilkunde achtet man darauf, nicht nur den Körper zu behandeln, sondern gleichzeitig Geist und Seele. Gewürzmischungen mit Ingwer wirken beispielsweise nicht nur bei einer schwachen Verdauung, sondern ebenso bei »Stauungen des Gemüts«.

Woher stammt das Wort »Ingwer«?

Das indische Wort *çringa-wêra* – so schreiben es die Gebrüder Grimm in ihrem *Deutschen Wörterbuch* – bedeutet so viel wie »horngestaltet« und soll auf die Form der Wurzel hinweisen. Im Lauf der Zeit, als der Ingwer nach und nach über Arabien nach Europa kam, entwickelte sich die lateinisch-botanische Bezeichnung *Zingiber* und daraus letztendlich unser deutsches »Ingwer«. In anderen Sprachen klingt es ähnlich: Im angelsächsischen Sprachraum sagt man *ginger*, in Frankreich *gingembre*, in Italien *zenzero*, in den Niederlanden *gember*, in Rumänien *ghimbir*, in Spanien *jengibre*, in Polen *imbir* und in Schweden *ingefära* – in allen Sprachen lässt sich leicht die sprachliche Verwandtschaft mit dem ursprünglich lateinischen *Zingiber* erkennen.

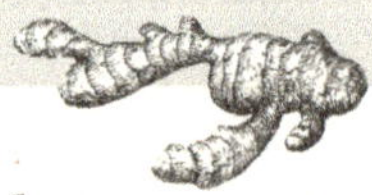

Wie der Ingwer nach Europa kam

Alexander der Große (356–323 v. Chr.) hat Ingwer – ebenso wie andere wertvolle Gewürze – nach Europa gebracht. Damit war Ingwer eines der ersten asiatischen Gewürze, das den Weg zu uns fand. Wie wertvoll zum Beispiel Pfeffer zu jener Zeit war, kann man daran erkennen, dass Alexander seine gewaltigen Heerzüge unter anderem über den Pfefferhandel finanzierte. Auf seinem Weg durch Ägypten lernte er jedoch auch Ingwer kennen und schätzen.

Den Soldaten des mazedonischen Königs ist es zu verdanken, dass Ingwer in der griechischen Küche heimisch wurde und die Ärzte seine Heilkräfte erkannten. Sie teilten ihr Wissen mit den Heilkundigen des Römischen Reichs. Im 1. Jahrhundert war Ingwer rund um das Mittelmeer, jedenfalls in der zivilisierten Welt, weitgehend bekannt. Die Römer brachten ihn bis Britannien, also hoch in den Norden des damals bekannten Europas.

Auch nach dem Niedergang des Römischen Reichs geriet er nicht in Vergessenheit: weder in England, das bis heute eine ganz besondere Beziehung zu Ingwer hat, noch bei den reichen Kaufleuten der mächtigen Stadt Venedig, die bei dem Handel mit Gewürzen über Jahrhunderte in Europa ein einzigartiges Monopol innehatten. Die Venezianer sorgten dafür, dass Ingwer mit den Heimkehrern der Kreuzzüge ab dem 11. Jahrhundert nicht ausschließlich als Heilmittel, sondern als wertvolle Gewürzbeigabe zu allen möglichen Speisen in Mittel- und Nordeuropa geschätzt wurde. Selbst wenn sich die einfache Bevölkerung Ingwer als Gewürz nicht leisten konnte – als Zutat zu manch heilender Arznei war er immer geschätzt.

Reichtum, Macht und Einfluss durch Gewürzhandel

Gewürze waren kostbar: Man konnte sie nicht – wie wir heute – einfach im Supermarkt kaufen. Der hohe Preis ergab sich durch die langen und schwierigen Transportwege: Aus dem Orient, dem fernen Ostasien und später Südamerika wurden Pfeffer und Nelken, Zimt und

Ingwer, Muskatnuss und Safran von Karawanen und mit Schiffen nach Europa gebracht. So verwundert es nicht, dass es durchaus üblich war, so manches Gewürz – wie etwa Pfeffer oder Nelken – in Gold aufzuwiegen: Einst galt ein Mädchen als gute, ja, hervorragende Partie, wenn es als Mitgift beispielsweise mit einem Sack Gewürznelken oder Pfefferkörner aufwarten konnte. Im England des 13. und 14. Jahrhunderts entsprach der Wert eines Pfunds Ingwer dem eines Schafs.

Die Geschichte des Gewürzhandels von China und Indien in unsere Gefilde liest sich wie ein Abenteuerroman. Man kann sie gut 5000 Jahre zurückverfolgen. Blut und Tränen, Kriege und Kämpfe waren bis ins letzte Jahrhundert hinein an der Tagesordnung, wenn es darum ging, Handelswege zu finden und zu halten, auf denen all die feinen Aromen und Spezereien aus aller Herren Länder transportiert wurden. Gewürze waren nämlich nicht nur für die Verfeinerung von Speisen wichtig. Sie bedeuteten Macht und Einfluss, verliehen Reichtum und galten als Kostbarkeiten. Ob Pfeffer oder Muskatblüte, Zimt oder Nelken, Ingwer oder Safran: Der Gewürzhandel sorgte von der Antike bis in unsere Zeit hinein für den Reichtum ganzer Länder:

- Händler aus phönizischen Stadtstaaten an der Levanteküste versuchten mit List und Tücke die genaue Herkunft von besonders begehrten Gewürzen geheim zu halten. Dazu gehörte neben Pfeffer und Zimt auch Ingwer. Die Phönizier erzählten im zweiten vorchristlichen Jahrtausend wahre Schauermärchen, um beispielsweise an den damals heiß begehrten Zimt zu kommen: Man müsse Sümpfe überwinden, in denen Ungeheuer hausten. Auch über den genauen Herkunftsort wurden etwaige Handelspartner im Dunkeln gelassen. Kein Wunder, dass diese daraufhin vor den angeblichen Gefahren und unwägbaren Hindernissen zurückschreckten, sich auf den Handel einließen und lieber Höchstpreise für die begehrten Spezereien bezahlten.

- Die ägyptische Königin Hatschepsut (etwa 1490–1468 v. Chr.) schaffte es erstmals, mit einer nicht-phönizischen Flotte, den Gewürzhandel zu kontrollieren: Im sagenumwobenen Land Punt (wahrscheinlich das heutige Äthiopien) war zwar nicht der Ursprung wertvoller Gewürze wie Zimt oder Ingwer gefunden, aber Hatschepsut hatte dafür die wichtigsten Handelswege in der Hand. Ingwer war in Ägypten heiß begehrt, man benötigte ihn nicht nur als Geschmackszutat, sondern auch zum Einbalsamieren. Zimt und Ingwer gehörten zu den wichtigsten Handelsgütern des Landes. Und wer etwa nach der Verschiffung nach Griechenland auf dem Markt in Athen etwas davon kaufen wollte, musste dafür horrende Summen hinlegen.
- Venedig verdankt all seine Pracht und seinen Einfluss dem Gewürzhandel. Die Herren der Lagunenstadt machten ab dem 11. Jahrhundert doppelte Geschäfte: Erst brachten venezianische Schiffe die Kreuzfahrer ins Heilige Land, auf dem Rückweg waren sie beladen mit feinsten Gewürzen. Fast 500 Jahre lang konnte Venedig seine Monopolstellung behalten. Ein winziger Stadtstaat gelangte so zu enormer Macht.
- Als 1453 Konstantinopel erobert wird und damit das Byzantinische Reich endet, fällt eine wichtige Drehscheibe des Gewürzhandels unter die Herrschaft des osmanischen Sultans. Die Zölle für Gewürze werden drastisch erhöht, der Preis für die in Europa so begehrten Waren steigt ins Unermessliche. Ein Grund für die

beiden Seemächte Portugal und Spanien, auf dem Meeresweg nach neuen Handelsrouten zu suchen.

- Portugal gelang es 1498, den Seeweg zu den geheimnisvollen Gewürzinseln Indiens zu finden: Vasco da Gama (um 1469–1524) segelte um das Kap der Guten Hoffnung und fand so Indien, und auf dem Rückweg brachte er von seiner Reise eine Ladung Gewürze nach Lissabon. 1524 wurde er zum Vizekönig Ostindiens ernannt, nachdem er bereits mit seiner zweiten Indienreise den Widerstand der ansässigen arabischen Kaufleute brutal niedergeschlagen hatte und damit einen Wandel im damaligen Welthandel einleitete; er gewann so die Kontrolle über den Gewürzhandel und machte Lissabon damit zum Zentrum und Umschlagplatz der heiß begehrten Spezereien. Dadurch wurde das Monopol Venedigs bei diesem Warenverkehr unterlaufen: Bis zu diesem Zeitpunkt waren die wertvollen Aromata ausschließlich auf dem mühsamen und beschwerlichen Landweg von Asien nach Europa gekommen – lediglich das letzte Stück des Weges legten sie per Schiff zurück, übers Mittelmeer nach Venedig. Der Gewürzeinkauf über den Hafen Lissabon war immer noch teuer – die Schatullen des portugiesischen Königs wurden so gut gefüllt –, am Ende jedoch preiswerter als bei den Venezianern, die durch die mühsame Einfuhr via Landweg auf zahlreiche arabische Zwischenhändler angewiesen waren. Außerdem kam die begehrte Ware über den Seeweg trotz mancher Unwägbarkeiten schneller in den Handel.
- Rasch etablierte sich eine neue »Gewürzroute« – quer über den Indischen Ozean und um den afrikanischen Kontinent herum bis nach Lissabon, Amsterdam und

Hamburg. Die Folge: Ingwer galt zwar weiterhin als exotisches Gewürz, wurde aber erschwinglicher.

- Ab etwa 1500 waren die Wasserwege zu »Gewürzinseln« wie Ceylon oder Madagaskar hart umkämpft. Portugiesen, Spanier, Holländer und Engländer stritten sich um die Vorherrschaft auf den Weltmeeren und bekriegten sich im Gewürzhandel, der bald die Ursache für den Untergang von ganzen Weltreichen war, aber auch der Entstehung von neuen: Der unermessliche Reichtum und damit einhergehend der Aufstieg sowohl von Portugal und Spanien als auch später Großbritannien hängen ursächlich damit zusammen.
- Sogar Kontinente wurden wegen des Gewürzhandels entdeckt: Der Italiener Christoph Kolumbus (1451–1506) suchte genauso einen neuen Seeweg nach Indien wie ein paar Jahre später der Portugiese Ferdinand Magellan (vor 1485–1521). Kolumbus stieß auf Amerika, und Magellan umsegelte 1519 zum ersten Mal die ganze Welt, um eine westliche Route zu den sagenumwobenen Gewürzinseln zu finden.
- Nach der Entdeckung Amerikas gab es eine Aufteilung der Märkte: Gewürze wurden aus ost- und aus westindischen Gebieten verschifft, also aus Asien und den Inselgruppen Mittel- und Südamerikas. Bereits in der Mitte des 16. Jahrhunderts war es gelungen, Ingwer in der Neuen Welt (»Westindien«) anzubauen, die Spanier hatten es zunächst auf Jamaika versucht, später auch mit Erfolg auf Haiti und Barbados. Im Jahr 1547 wurden mehr als zwei Tonnen Ingwer (genauer: »22 000 Zentner«, wie es im *Verzeichnis der Colonial-Abtheilung des Hamburgischen Botanischen Museums* beschrieben ist) von Jamaika in die Heimat exportiert.

- Ende des 17. Jahrhunderts übernahmen die Holländer den Gewürzmarkt der Portugiesen und Spanier und errichteten sogleich Monopole: Der Handel mit Muskat, Pfeffer und Ingwer fiel unter diese Markteinschränkung.
- Bis zum Ausgang des 18. Jahrhunderts hatten die Ost- beziehungsweise Westindien-Kompanien eine enorme Macht. Fast alle europäischen Staaten hatten solche Händlervereinigungen, die sich am Gewürzhandel beteiligten – all jene, die sich Kolonien in Afrika, Asien und Südamerika angeeignet hatten. Auch das Deutsche Kaiserreich: Der Direktor des Botanischen Museums in Hamburg, Richard Sadebeck (1839–1905), empfahl beispielsweise den Anbau von Ingwer in den deutschen Kolonien: »Man sollte namentlich auch in den deutschen Colonien, in denen die Feuchtigkeits-Verhältnisse z. T. recht bedeutende sind, wie z. B. im Togo- und Kamerun-Gebiet Ingwer-Culturen in grösserem Umfange einrichten ...«

Der griechische Vater der Heilmittellehre

Pedanios Dioskurides verfasste im 1. nachchristlichen Jahrhundert sein fünfbändiges Werk *De materia medica* (»Über Arzneistoffe«). Über den antiken griechischen Arzt und sein Leben sind kaum Details bekannt, man weiß lediglich, dass er zu Zeiten des römischen Kaisers Nero (37–68) lebte. Aus der Vorrede zu seinem Werk kann man allerdings ein paar Rückschlüsse ziehen: dass er wohl Militärarzt gewesen ist, dass er in Tarsos, dem damaligen medizinischen Zentrum des Römischen Reichs, ausgebildet wurde und dass er in seinen Büchern nicht nur eigene Erfahrungen niederschrieb, sondern auch die Schriften zahlreicher älterer Autoren überprüfte, zusammenfasste und übernahm.

Dioskurides gliederte sein Handbuch in fünf Bände, insgesamt umfasst es etwa tausend Arzneimittel und gut 4700 Anwendungen. Das griechische Originalwerk wurde vielfach übersetzt, vor allem in die lateinische und arabische Sprache. Der Gelehrte gilt als Vater der Pharmakologie. Ingwer wurde von den damaligen Militärärzten auf Heerzügen stets mitgeführt, als bewährte Arznei für die Soldaten der römischen Legionen. Auch das ist eine Ursache dafür, dass Ingwer in der gesamten damaligen Welt bekannt wurde: Mit den siegreichen Truppen Roms gelangte er immer mehr nach Westen und Norden – auf die Iberische Halbinsel, nach Gallien, Germanien und Britannien.

Was Dioskurides über den Ingwer schrieb

»Der Ingwer ist ein Gewächs eigener Art, welches am meisten im troglodytischen Arabien wächst; sie gebrauchen den jungen Schössling zu vielerlei, wie wir die Raute, indem sie ihn für den Vortrunk kochen und dem Gekochten zumischen. Die Wurzeln sind klein, wie die des Kypeiros, weißlich, an Geschmack dem Pfeffer ähnlich und wohlriechend. Wähle die aus, welche nicht von den Würmern zerfressen sind. Wegen leicht eintretender Fäule werden sie von Einigen eingemacht und in irdenen Behältnissen nach Italien gebracht; sie sind zur Speise sehr geeignet und werden mit der Sauce genommen. Sie haben erwärmende, die Verdauung befördernde Kraft, regen den Bauch milde an und sind gut für den Magen. Sie wirken auch gegen Verdunkelungen auf der Pupille, werden den Gegengiften zugemischt und gleichen überhaupt in ihrer Kraft dem Pfeffer.«

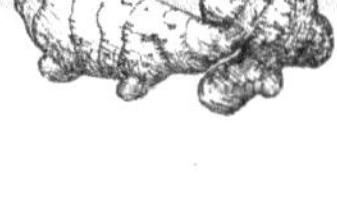

Der römische Arzt Aelius Galenus

Ist Dioskurides der »Erfinder der Heilmittellehre«, so kann man Galenos von Pergamon (um 129–199) mit Fug und Recht einen der bedeutendsten Ärzte der Antike nennen. Der Universalgelehrte – hierzulande unter dem Namen Galen bekannt – war zwar griechischer Herkunft, lebte und arbeitete aber vor allem in Rom. Er schrieb über 200 Werke, und seine Enzyklopädie *Methodus medendi* (»Die therapeutische Methode«), in der er sich eingehend in vierzehn Bänden mit der Anatomie und Physiologie des menschlichen Körpers befasst, galt bis ins 17. Jahrhundert hinein als das einzige grundlegende Werk der Heilkunde; bis ins 19. Jahrhundert waren Galens Erkenntnisse die Basis des Medizinwissens an allen Universitäten in Europa. *Methodus medendi* wurde in die damals wichtigen Sprachen übersetzt: ins Griechische, Persische und Arabische, ins Syrische und Hebräische. Auch von Galenus ist überliefert, dass und wie er Ingwer als Heilmittel verwendete: etwa in einer Mischung aus Pfeffer, Honig, Quittensaft und Essig als Mittel gegen Appetitlosigkeit.

Ingwer im Koran, bei den Ärzten Arabiens und im Talmud

Ob der Prophet Mohammed (um 570–632) wirklich als Gewürzhändler tätig war? Man kann es vermuten, denn seine spätere erste Frau, die Kaufmannswitwe Chadidscha, schickte ihn zweimal mit Handelskarawanen in den Norden nach Syrien, und man darf durchaus annehmen, dass auf dem Rücken der Kamele auch Gewürze transportiert wurden. Was aber in jedem Fall korrekt und überprüfbar ist: Im Koran ist Ingwer in Sure 76:17 erwähnt: »... dass die Paradiesbewohner aus silbernen

Bechern mit einer Paradiesquelle namens Salsabil trinken, dem Kampfer und Ingwer beigemischt ist ...«

Keine große Überraschung also, dass die Ärzte Arabiens Ingwer kannten und schätzten. Der Gelehrte at-Tabari um (805–870) war überzeugt, dass eine Zubereitung von Ingwer in Honig, die man sieben Tage im Monat einnimmt, nach einiger Zeit vor Rheuma schützt und außerdem den Magen beruhigt. Der persische Arzt Ibn Sina, bei uns besser bekannt als Avicenna (um 980–1037), hielt Ingwer sowohl für ein Nahrungsmittel als auch für eine Arznei.

Im Talmud, den jüdischen Schriften, wird Ingwer immer wieder erwähnt, es gibt sogar ein Spezialrezept, nämlich Himlita – in Honig eingelegter Ingwer, der nicht nur als süße Leckerei verzehrt wurde, sondern ebenso als Heilmittel bei Durchfall galt. Und während die Talmud-Gelehrten normalerweise jedem Lebensmittel sowohl positive als auch negative, also gute wie schädigende Eigenschaften zuteilen, wird der Ingwer bei ihnen als »ausschließlich gut« beschrieben. Der jüdische Gelehrte Moses Maimonides (um 1136–1204) war unter anderem als Leibarzt des Sultans von Ägypten tätig und gab Ingwer als anregendes Mittel für den Stoffwechsel. Im Talmud wird außerdem beschrieben, dass Mundgeruch – der ein ebenso triftiger Scheidungsgrund war wie Lepra – sich unter anderem sehr gut mit Ingwer bekämpften ließe; deshalb trug man am Sabbat ein paar Ingwerstückchen bei sich, um ihn bei Bedarf in den Mund zu nehmen.

Genussmittel in der Antike

Ingwer galt im antiken Griechenland und in Rom keineswegs ausschließlich als Arzneimittel. Dioskurides wusste um den guten Geschmack des Ingwers, seine Landsleute liebten Ingwerscheiben mit Brot: oft im Teig eingebacken, wie ein antikes Rezept von der Insel Rhodos zeigt. Lange Zeit galt Ingwer wegen seiner Schärfe als Pfefferersatz. Man glaubte damals, dass Ingwer die Wurzel des Pfefferbaums sei; erst der römische Gelehrte Plinius der Ältere (um 23–79) hat diese Fehlinformation in seiner umfassenden *Naturalis historia* (»Naturgeschichte«) ausgeräumt, denn er schrieb: »... es ist nicht die Wurzel dieses Baumes, wie einige angenommen haben, die sie Gingiberi und andere Zimpiberi nennen, obwohl sie einen ähnlichen Geschmack hat. Denn es wächst in den Dörfern von Arabia und Trogodytica, ein kleines Kraut mit einer weißen Wurzel ...«

Nach einem ausgiebigen Festmahl wurden in Griechenland gerne Ingwerscheiben in Brot eingewickelt und als Abschluss und »Digestif« verzehrt – ein Vorläufer unseres modernen Ingwerkonfekts. Dem römischen Feinschmecker Marcus Gavius Apicius (um 25 v. Chr.–42 n. Chr.) wird zugeschrieben, das älteste erhaltene Kochbuch aus der römischen Antike verfasst zu haben. In seinem Werk *De re coquinaria* (»Über die Kochkunst«) sind mehrere Ingwerrezepte zu finden, unter anderem Gewürzsalze und etliche scharfe Soßen mit Ingwerzusatz, aber auch als Zutat mehrerer Fleischgerichte und sogar von Pürees aus Erbsen oder Bohnen.

Die mittelalterliche Klostermedizin

Nach dem Niedergang des Römischen Reichs geriet Ingwer nicht völlig in Vergessenheit, denn Adel und Geistlichkeiten erfreuten sich weiterhin an ihren Höfen am kulinarischen Genuss mit den altbekannten Gewürzen aus fernen Ländern. Für die anderen Bevölkerungsschichten war Ingwer sowieso seit jeher ein eher seltenes Heilmittel, denn alltägliche Geschmackszutat – kaum jemand hatte das Geld, an Ingwerknollen zu gelangen. Was es allerdings gab, war an hohen Festtagen Bier, das auf Geheiß des jeweils herrschenden Fürsten mit Ingwer versetzt war. Als Ersatz für die Ingwerwurzel zog man in Bauerngärten vielleicht noch Kalmus, der auch »Deutscher Ingwer« genannt wird. Ein mittelalterlicher Medicus verschrieb Ingwer bei kaum mehr als Magenbeschwerden oder zur Förderung der Verdauung. Etwas mehr an Wissen um die Knolle ist in der ältesten deutschen Handschrift zur Klostermedizin enthalten, dem *Lorscher Arzneibuch*, das vor 800 entstand.

In den Ordensregeln der Benediktiner ist festgehalten, dass die Pflicht der Mönche sich nicht in der Maxime *Ora et labora* (»Bete und arbeite«) erschöpfte, sondern dass sie verpflichtet waren, Kranke zu pflegen und zu umsorgen. Deshalb war es in jedem Kloster eine wichtige Aufgabe, das medizinische Wissen früherer und der eigenen Zeit zu überliefern und bei Bedarf zu ergänzen. Die Ordensbrüder des Benedikt von Nursia (um 480–547) bildeten den ersten Mönchsorden überhaupt. Später entstehende Männer- und Frauenorden haben dann das Gebot der Krankenpflege übernommen.

Pfefferkuchen, Magenbrot und Klosterlikör

Seit der Zeit Karls des Großen (um 747–814) waren die Klöster durch die Landgüterverordnung verpflichtet, Arznei- und Gewürzkräuter anzubauen. In seiner *Capitulare de villis vel curtis imperii* ist genau festgehalten, welche heimischen Pflanzen angebaut werden mussten. Allerdings gab es in jeder Klosterapotheke außerdem »Importgewürze« wie Ingwer, Kardamom, Muskat, Nelken, Pfeffer und Zimt, aber auch Mandeln oder Pistazien: Die Herstellung von Pfeffer- und Lebkuchen, Magenbrot und Hypocras war praktisch ein Monopol der Mönche. Hypocras war ein gesüßter und unter anderem mit Ingwer gewürzter Wein, der an jeder höfischen Tafel kredenzt wurde.

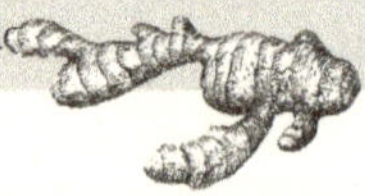

Bis weit ins 15. Jahrhundert hinein wurde Ingwer von Heilkundigen verordnet und seine unterschiedliche Wirkung in Kräuterbüchern festgehalten. Im *Elsässischen Arzneibuch* wird um 1500 eine positive Heilwirkung von Ingwer aufs Herz beschrieben, und hundert Jahre später gab es zum ersten Mal konkrete Empfehlungen für äußere Anwendungen: als Auflage bei Geschwüren oder Salbe bei Gelenkverletzungen. Ingwer war – vor allem, als die Pest in Europa ihre Opfer forderte – aus der Heilkunde nicht mehr wegzudenken, galt er doch als probates Mittel gegen den Schwarzen Tod.

Das Lorscher Arzneibuch

Im *Lorscher Arzneibuch* von etwa 785, also im frühen Mittelalter, wurden damals bekannte Heilmittel antiker Autoren wie Dioskurides, Galenos und Plinius mit überlieferten Hausmitteln zusammengefasst. Es ist die älteste erhaltene medizinische Handschrift im deutschsprachigen Raum und gehört seit 2013 zum Weltdokumentenerbe der UNESCO. In den insgesamt fünf auf Lateinisch verfassten Büchern sind knapp 500 Rezepturen festgehalten; in etwa einem Zehntel davon ist Ingwer zu finden – stets als Zutat in bestimmten Arzneimischungen, die oft als umfassendes Heilmittel gegen alle möglichen Krankheiten verstanden wurden. Es gibt zum Teil sehr genaue Rezeptangaben, allerdings keine eindeutige Indikation, die sich einzig dem Ingwer zuordnen ließe: Er kommt in Rezepten gegen Magenleiden ebenso vor wie in Arzneien bei Problemen mit Hals und Nase, Leber, Nieren und Milz, allgemeinem Schmerz, bei »Wechselfieber«, in der Frauen- und Geburtsheilkunde und sogar als stimmungsaufhellendes Mittel.

Ein Blumendichter schreibt über heilende Kräuter

Macer floridus (»Der Blumendichter«) oder *De viribus herbarum* (»Von der Kraft der Pflanzen«) nennt sich ein kleines Büchlein, das wohl im 11. Jahrhundert entstand. Verfasser ist Odo Magdunensis, der im Königreich Frankreich bei Meung-sur-Loire lebte und das Wissen um die damals gebräuchlichsten siebenundsiebzig Heilpflanzen in einem Lehrgedicht zusammenfasste. Im Mittelalter galt es als Standardwerk für die Kräuterheilkunde – und zu den »Kräutern« zählte auch Ingwer. Odo Magdunensis hielt ihn allerdings in der Wirkung für ähnlich oder gar gleich wie Pfeffer, denn er schreibt: *»Gingiber atque piper aequales in medicina dicunt, hac causa taceo de viribus eius.«* (»Man sagt, dass Ingwer und Pfeffer in der Medizin gleich sind, deshalb schweige ich über ihre Kräfte«). Eine Aussage, die sich mit der des griechischen Arztes Dioskurides deckt. Interessant ist trotzdem, dass Ingwer eine besondere Erwähnung findet – zeigt es doch, dass die Wurzelknolle trotz der angeblich vorhandenen »Gleichheit« mit Pfeffer eine wichtige Einzelrolle spielte.

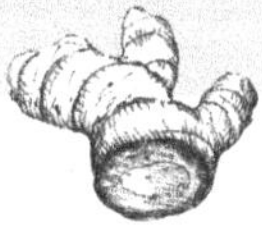

Die erste Ärztin: Hildegard von Bingen

Die wohl bekannteste unter den Heilkundigen der Klostermedizin ist Hildegard von Bingen (1098–1179). Die Gründerin und Äbtissin des Benediktinerklosters Rupertsberg (bei Bingen am Rhein) gilt heute noch als Universalgelehrte, sie ist unumstritten eine herausragende Persönlichkeit. Neben etlichen theologischen und philosophischen Schriften – ungewöhnlich für eine Frau ihrer Zeit – verfasste sie zwei Werke zur Natur- und Heilkunde: *Physica* und *Causae et curae* (die ursprünglich ein einziges Werk waren: *Liber subtilitatum diversarum naturarum creaturarum* – »Das Buch von den Geheimnissen der verschiedenen Naturen der Geschöpfe«). Hildegard von Bingen zeichnete darin nicht nur das allgemeine Wissen über Krankheiten und Pflanzen auf – ganz in der Tradition griechischer und römischer Ärzte –, sondern verband dies mit der »Volksmedizin«, also traditionell überlieferten Heilmethoden. Ihr besonderes Verdienst ist es, nicht ausschließlich lateinische Bezeichnungen, sondern deutsche Pflanzennamen niederzuschreiben.

Über Ingwer schrieb sie ein ganzes Kapitel – und empfahl ihn durchaus nicht uneingeschränkt. Denn: »Der Ingwer ist sehr warm und ausgedehnt … und sein Genuss schadet einem gesunden und fetten Menschen, weil er ihn unwissend und unkundig und matt und zügellos macht.« Zügellosigkeit war schließlich weder im Kloster noch fürs Volk erwünscht. Dennoch weiß Hildegard von Bingen um die positive Heilwirkung des Ingwers, und sie empfiehlt ihn nicht nur für Kranke, die »schon fast sterben« – sie sollten die Knolle pulverisieren und nüchtern in Suppen oder Brot zu sich nehmen. Es gab weitere Leiden, bei denen die Äbtissin Ingwer verordnete: gegen Magenschmerz und Trübung der Augen, bei Verstopfung und zur allgemeinen Stärkung. Sogar eine neue Indikation hielt sie fest, nämlich Ingwer als äußerliche Anwendung: Er hilft, davon ist sie überzeugt, gegen »Flechtenausschlag«.

Die Medizinschule von Salerno

Salerno, südlich von Neapel gelegen, hat eine der ältesten Universitäten Europas. Die Salernische Heilkunde war berühmt, man nannte Salerno auch »Hippokratische Stadt« *(Civitas Hippocratica)*, und die Medizinschule war die einzige im Heiligen Römischen Reich Deutscher Nation, die offiziell vom Stauferkönig Friedrich II. (1194–1250) anerkannt wurde. Hier setzte man sich sowohl mit den Schriften der griechisch-römischen Antike als auch mit dem medizinischen Wissen der arabischen Welt auseinander. Ingwer empfahl man bei Erkrankungen des Magens, zur Stärkung der Nieren, bei Schwindsucht, Gichtkrampf, bei Husten, als Aphrodisiakum und – wie im *Lorscher Arzneibuch* – als stimmungsaufhellendes Mittel. Die Erkenntnisse aus Salerno wurden über Jahrhunderte weitergegeben – etwa im *Breslauer Arzneibuch* um 1270 oder im Arzneibuch des Wundarztes Ortolf von Baierland, das unter seinem Namen um 1280 erschien und in dem der Ingwer sogar bei Schlaganfällen empfohlen wird.

Ingwer gegen den Schwarzen Tod

Besonders wichtig war Ingwer in der Pestzeit, also etwa ab der Mitte des 14. Jahrhunderts: Das *Collegium der Aerzte zu Paris* riet in seinem Pestgutachten 1348, das der französische König Philipp VI. (1293–1350) in Auftrag gegeben hatte, dringend, »Brühen mit gestoßenem Pfeffer, Ingwer und Gewürznelken versetzt« zu essen. Wein und Bier mit viel Ingwer sollte den Körper so heiß machen, dass die Pest keine Chance hätte. In Apotheken wurden Ingwerpralinen verkauft. Der Absatz von Ingwer war so ertragreich, dass die Gewürzhändler in Basel die Gasse umbenannten, in der sie von alters her ihre Läden hatten: aus der Vardellingasse wurde in der Mitte des 14. Jahrhunderts das Imbergässlein – der Name geht auf die alte Bezeichnung für Ingwer, nämlich »Ingeber« zurück.

Ingwer an den Höfen von Adel und Geistlichkeit

Die ersten Kreuzzüge – etwa ab Ende des 11. Jahrhunderts – sorgten dafür, dass Gewürze aus dem »Morgenland« wieder in den Küchen zu finden waren. Die Heimkehrer aus Jerusalem hatten sich in der Fremde an exotische Genüsse gewöhnt und wollten in der Heimat nicht mehr auf sie verzichten. Dennoch blieb Ingwer als Gewürz oder Leckerei bei der normalen Bevölkerung weiterhin die Ausnahme. Lediglich an bestimmtem Backwerk wie Lebkuchen oder Ingwerplätzchen und in Getränken wie Bier, das man gerne mit Ingwer versetzt trank, konnten fast alle teilhaben.

Knapp 300 Pfund Ingwer fürs Hochzeitsmahl

Als 1475 Georg der Reiche (1455–1503) heiratete, der dritte und letzte der »drei reichen Herzöge« von Bayern-Landshut im 15. Jahrhundert, ist es kulinarisch hoch hergegangen. Schließlich wurden nach dem Gebot von Herzog Ludwig, dem Vater des Bräutigams, nicht nur alle edlen Gäste, sondern auch die Bürger der Stadt Landshut verköstigt: Eine ganze Woche lang durften sie zechfrei schlemmen. Bei der berühmten »Landshuter Hochzeit« zwischen dem bayerischen

Herzogssohn und der polnischen Königstochter Hedwig Jagiellonica wurden für das Hochzeitsmahl unfassbare Mengen verzehrt. Hans Seybolt, Schreiber des Klosters Seligenthal, hatte den offiziellen Auftrag, eine Hochzeitschronik zu erstellen und darin genau aufzuzeichnen, was verzehrt und getrunken wurde. Neben vielem anderen waren dies 323 Ochsen, 285 Brühschweine, 1133 ungarische Schafe, 11 500 Gänse und 40 000 Hühner, knapp 200 000 Eier, 220 Zentner Schmalz, mehrere Tonnen Stockfische, Fluss- und Seefische, jeweils fünf Zentner Mandeln und Reis, 140 Pfund Rosinen und 730 Pfund Feigen. Auch Gewürze hat Hans Seybolt in seiner Chronik einzeln aufgezählt: Er verzeichnet »119 Scheiben Salz« (»Scheibe« nannte man zu jener Zeit ein niedriges Holzfass mit einem Inhalt von etwa 136 Pfund Salz), 386 Pfund Pfeffer, 286 Pfund Ingwer, 205 Pfund Zimt und fünfundachtzig Pfund Muskatnuss. Ingwer wird explizit erwähnt, ein weiterer Hinweis dafür, dass diese Zutat bereits vor knapp 600 Jahren unerlässlich in der höfischen Küche war.

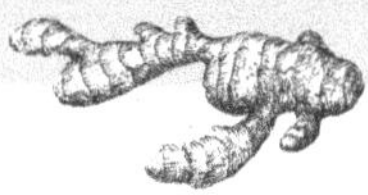

Ingwer in der Neuzeit

Seit es den Spaniern gelungen war, auf Jamaika erfolgreich Ingwer anzubauen, sank der Preis, und das führte dazu, dass die Knolle für fast jedermann erschwinglich wurde. Wie in der Antike kam Ingwer nicht nur getrocknet oder gleich zu Pulver gemahlen auf den Markt, sondern wurde in Töpfen als frische Ware verschickt. Frischer chinesischer Ingwer gelangte so bis nach Südostasien, als in Reiswein eingelegte Ware war er ebenfalls im Handel. Das war mit Ingwer aus Westindien nicht anders: Er kam kandiert, eingelegt oder als »grüner Ingwer« auf den Markt. Es begann eine Zeit, in der nicht mehr Kaiser und Könige den Reichtum aus dem Gewürzhandel einstreichen konnten, sondern der Gewinn wanderte in die Börse der »Pfeffersäcke« – so nannte man die vermögenden Kaufleute der Hanse, der holländischen Ostindien-Kompanie und der Nürnberger Gewürzhändler.

Der Reichtum der Nürnberger und Augsburger

Der Grund für den Wohlstand der Kaufleute der beiden Städte Nürnberg und Augsburg liegt nahe: Beide befinden sich, wie viele andere Reichsstädte, am Schnittpunkt alter Salz- und Handelsstraßen. Auf ihnen kamen die in Säcken verpackten Gewürze aus dem Orient über Venedig und Genua nach Norden. In Nürnberg kam dazu, dass ein zweiter Rohstoff im Überfluss vorhanden war: Honig. Im riesigen Reichswald um die fränkische Stadt gab es viele Zeidler, wie man die Zunft der Honigsammler, Bienenzüchter und Wachslieferanten nannte. Sie genossen höchste Privilegien: eine eigene Tracht, das Recht, als Waffe die Armbrust zu tragen, sowie eine kaiserliche Leibwache zu stellen. Für das große Geschäft – Gewürze und Honig für die Lebküchnerei – also eine optimale Situation. Die Nürnberger Lebküchner ließen sich zwar nicht in ihre Backstuben schauen – keiner durfte erfahren, mit welchen feinen und wertvollen Spezereien ihr Backwerk jeweils hergestellt wurde. Heute noch sind die altüberlieferten Rezepte der einzelnen Hersteller ein Geheimnis. Nur eines ist bekannt: Zu den Grundgewürzen gehört Ingwer – neben Anis, Kardamom, Koriander, Mazis, Nelken, Piment und Zimt.

In Augsburg war es der Kaufmann und Bankier Jakob Fugger (1459–1525), der seinen unermesslichen Reichtum unter anderem auf dem ostindischen Handel mit Gewürzen begründete. Die Gewinne Jakobs II. Fugger, der auch »der Reiche« genannt wurde, waren so groß, dass er sich seinen Kaiser »kaufen« konnte: Maximilian I. (1459–1519) war ihm ebenso verpflichtet wie Karl V. (1500–1558), der durch seine finanziellen Mittel zum Kaiser gewählt wurde und das spanische Weltreich begründete.

Ohne Ingwer ging es nicht: Der Zusammenbruch der Nürnberger Lebküchner

Der Dreißigjährige Krieg (1618–1648) macht der Zunft der Lebküchner fast den Garaus: Nürnberg wurde jahrelang belagert, man bekam weder Ingwer noch andere für die Lebkuchenbäckerei wichtige Gewürze, zudem kam der Handel mit den Honiglieferanten, den Zeidlern, völlig zum Erliegen. Es dauerte mehr als 200 Jahre, bis die alten Märkte wiedererobert waren.

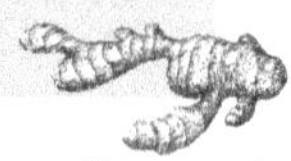

Selbst an den »modernen« königlichen Höfen späterer Zeit war Ingwer bei Tisch gefragt: Friedrich II. von Preußen (1712–1786), der »Große Friedrich«, liebte scharfe Speisen. Sein Leibkoch hatte ihm eine spezielle Piment-Suppe kreiert, die neben Muskat und Pfeffer auch Ingwer enthielt. Im Marlygarten, einem Teil des Potsdamer Parks Sanssouci, der als Küchengarten genutzt wurde, hatte bereits Friedrich I. (1688–1740), der Soldatenkönig, ein Extrahaus für exotische Pflanzen bauen lassen: Hier sollen die Hofgärtner Ingwer gezogen haben.

Ärzte und Heilkundige der neuen Zeit

Es gibt zahlreiche gut erhaltene Kräuterbücher aus dem 16. Jahrhundert und später, die deutlich zeigen, dass Ingwer nach wie vor als bewährtes Heilmittel eingesetzt wurde, vor allem bei Beschwerden von Magen und Darm. Der Marburger Naturforscher, Arzt und Botaniker Adam Lonitzer (1528–1586) – wie damals üblich latinisiert Adamus Lonicerus genannt – beschäftigte sich in seinem 1557 erschienenen *Kreuterbuch* genauso mit Ingwer wie der berühmte Schweizer Arzt Paracelsus (1493/1494–1541) in seinen Schriften. Lonitzer empfahl Ingwer gegen Zahnschmerz: »Wem die Zähne wehe thun, der nemme imberzehen und schneid sie klein, siede die in Wein und wasche die Zähne nüchtern und warm damit.« Paracelsus erwähnte Ingwer unter anderem in Arzneimischungen gegen Ödeme, bei Fieber und – äußerlich angewendet – bei Brüchen und stumpfen Verletzungen. Im *Cruyde Boeck* (»Kräuterbuch«) des flämischen Arztes und Botanikers Rembert van Joenckema (1516/1517–1585), der sich später Rembert Dodoens nannte (latinisiert: Rembertus Dodonaeus), findet man ein Rezept für Hustenküchlein mit Ingwerzusatz: »In manchen Klöstern in Holland macht man Hustenküchlein/Hustenbonbons aus Süßholzsaft, vermischt mit Ingwer und anderen Gewürzen, die speziell für den lang anhaltenden und kalten Husten und dergleichen Leiden der Lunge und der Brust gut sind.«

Interessant und aussagekräftig in ganz anderer Hinsicht ist ein Hinweis im *Kreutterbuch* des italienischen Arztes Pietro Andrea Mattioli (1501–1578): Er warnt nämlich vor den eher zwielichtigen Praktiken im Ingwerverkauf: Petrus Andreas Matthiolus (so sein latinisierter Name) schrieb, dass man darauf achten müsse, keine verwurmten Ingwerwurzeln zu kaufen; man solle sich zudem davor hüten, gefälschte oder gestreckte Ware zu erhalten. Ein deutlicher Hinweis darauf, dass es sich durchaus lohnte, Geld mit schlechtem oder gar »unechtem« Ingwer zu machen …

Warum Ingwer in England nie in Vergessenheit geriet

Die Römer haben den Ingwer nach Britannien gebracht – und sie scheinen damit einen Nerv getroffen zu haben: Denn die Briten sind der Knolle geradezu verfallen. Nach dem Niedergang des Römischen Reichs geriet der Ingwer zwar ein bisschen in Vergessenheit. Aber die englischen Kreuzfahrer brachten wie auch Kreuzritter anderer europäischer Völker Gewürze des Orients nach Hause – und so kam der Ingwer zum zweiten Mal auf die Insel. Aller guten Dinge sind jedoch bekanntlich drei: Nachdem Spanien ab 1655 seinen Einfluss in Westindien – den karibischen Inseln Jamaika, Haiti und Barbados – verloren hatte, bemächtigten sich die Engländer des dort ursprünglich von den Spaniern angebauten Ingwers und importierten ihn in die Heimat. Aber nicht nur das: Auch Indien, »Kronjuwel des British Empire«, sorgte etwa hundert Jahre später dafür, dass es immer genügend Nachschub gab. Die aus dem Subkontinent heimgekehrten britischen Soldaten, Offiziere und Würdenträger wollten in der Heimat nicht auf die alltägliche Tasse Ingwertee verzichten, auch nicht auf indische Gerichte wie Currys und *Kedgeree*, das britisch-indische Frühstücksgericht aus Reis, Eiern, Fisch und Curry sowie anderen Gewürzen, zu denen natürlich Ingwer gehört.

Kandierten Ingwer kannte man am englischen Hof schon seit dem Mittelalter. Ingwer kam in zahlreichen Rezepten des englischen Kochbuchs *The Forme of Cury* vor, das für den englischen Hof Richards II. (1367–1400) im Jahr 1390 zusammengestellt wurde. Die Tudors, allen voran der aufs Wohlleben bedachte Heinrich VIII. (1491–1547), schätzten reichliches und gutes Essen. Für ihn und seine bis zu 800 Höflinge gab es stets nur das Allerbeste – und es war eine Selbstverständlichkeit, bei jeder Mahlzeit Ingwer aus China als »Digestif« zu verzehren, also als Verdauungshilfe. Man streute gemahlenen Ingwer aufs Bier und rührte das Ganze dann um – so ist das berühmte Ginger Ale entstanden. Heinrichs Tochter, die letzte Tudorkönigin Elisabeth I. (1533–1603), schaffte es nicht nur, die Spanische Armada zu besiegen und damit einen Grundstein auf dem Weg zur Seemacht und fürs Britische Empire zu legen, sondern sie soll sogar die mit Ingwer gewürzten Lebkuchenmänner erfunden haben: Elisabeth I. ordnete an, den Würdenträgern, die sie bei Hof besuchten, einen nach ihrem Ebenbild gebackenen Pfefferkuchen zu übergeben. Auf Jahrmärkten war es bald üblich, Gingerbread mit einem Band versehen anzubieten, und Liebende beschenkten sich gegenseitig damit. Heutzutage gibt es gebackene Gingerbread-Häuser, ähnlich wie in Deutschland die Lebkuchenhäuser. Allerdings sind die Gingerbread Houses in Großbritannien ein weihnachtliches Must in der Familie: Wer nicht selbst backen möchte, hat die Qual der Wahl unter den verschiedensten Bausätzen, die man mittlerweile online bestellen kann.

Shakespeare verewigte das Ingwergebäck

Englands größter Dichter, William Shakespeare, setzte dem Ingwergebäck in seiner Komödie *Verlorene Liebesmüh* ein Denkmal: »*An I had but one penny in the world, thou should'st have it to buy gingerbread*« (In der deutschen Übersetzung liest es sich so: »Und hätte ich nur einen Pfennig im Sack, du solltest ihn haben, um Pfeffernüsse zu kaufen«).

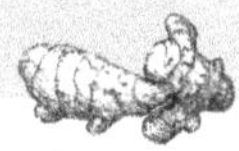

Astrologische Kräuterkunde: Nicholas Culpeper

Selbstverständlich wurde in England Ingwer stets auch als Heilmittel eingesetzt. Etwa 120 Jahre nach Heinrich VIII. lebte Nicholas Culpeper (1616–1654). Der englische Apotheker und Arzt – nebenher war er, zu jener Zeit nicht ungewöhnlich, Astrologe – verfasste ein umfangreiches Werk zu Kräuterpflanzen. In *Complete Herbal* verband er das Wissen um die Heilkräuter und ihre Wirkung mit der Kunde von den Sternen, und er war der Meinung, dass Ingwer die Verdauung unterstütze, den Magen wärme, die Sicht kläre und ganz allgemein »gut für alte Männer« sei. Ein deutlicher Hinweis darauf, dass Ingwer als Aphrodisiakum galt oder wenigstens allgemein für Stärkung und Kräftigung im Alter sorgen sollte.

Die Ingwertricks englischer Pferdehändler

Ob feurig im Bett oder auf der Rennbahn: Ingwer spielte im englischen Pferdehandel eine fragwürdige Rolle. Der englische Begriff *to ginger up (a horse)* hat einen Hintergrund, denn so mancher Pferdehändler half ein wenig nach, um ein feuriges Ross vorzuführen. So beschrieb es zumindest der Arzt und Universalgelehrte Johann Georg Krünitz (1728–1796) in seiner *Oekonomischen*

Encyclopädie: »Da nun der Rosshändler allemal gern seine Ware anbringt, so wird er auch alles anwenden, sogar ein ganz schlaffes Pferd so vorzureiten, daß es für ein vermögendes Pferd gehalten wird … Er steckt ihnen auch wohl, wie die Engländer zu thun pflegen, Pfeffer oder Ingwer in den After, welcher sie sehr brennt, so daß sie ganz frisch einher gehen …«

Heute bedeutet der englische Begriff *to ginger up* eher »etwas in Schwung bringen«, »jemanden ermuntern« oder »etwas aufmöbeln«.

When to kiss a Ginger?
Englische Sprachspezialitäten

Haben Sie gewusst, dass es tatsächlich einen internationalen Tag gibt, an dem Rothaarige geküsst werden dürfen? Aber was hat das mit Ingwer zu tun? Nun: Rothaarig heißt auf Englisch *ginger headed*, und der Tag wird am 12. Januar gefeiert. Wenn Sie also an diesem Tag eine Rothaarige oder einen Rothaarigen treffen, wissen Sie künftig Bescheid.

In der angelsächsischen Welt ist Ingwer im alltäglichen Sprachgebrauch fest verankert. Gerade auf den Britischen Inseln gehört *ginger* einfach dazu. Dass in der Königsfamilie, die immer mal wieder die internationalen Schlagzeilen beherrscht, Prinz Harry »gingerfarbige« Haare hat, rückt die Knolle fast ständig ins sprachliche Bewusstsein. Das »Ginger-Gen«, das übrigens für rote Haare sorgt, ist auf den Britischen Inseln und in Irland weitverbreitet: Bis zu 13 Prozent der Bevölkerung sind dort *gingerheaded,* doch das Vorhandensein des Gens, das die Rothaarigkeit an die Nachkommen weitergibt, liegt um ein Vielfaches höher: nämlich regional bei bis zu 38 Prozent. Dass man Rothaarige im angelsächsischen Sprachraum als *ginger* bezeichnet, mag auch damit zusammenhängen, dass man ihnen nachsagt, ein ziemlich hitziges Temperament zu haben. So heiß oder scharf, wie es eben der Geschmack von Ingwer ist ...

Im allgemeinen Sprachgebrauch kann übrigens kein Brite auf *ginger* verzichten: Das Wort bedeutet nämlich nicht ausschließlich »Ingwer«, sondern hat – wegen der Eigenschaften, die Ingwer in der Küche und Heilkunde zeigt – sprachliche Entsprechungen:

- Man sagt *put more ginger into something* – und meint damit: mehr Schwung, mehr Lebhaftigkeit, mehr Vitalität in eine Angelegenheit bringen.
- Man sagt *he demanded more ginger* – und meint damit, jemanden dazu aufzufordern, mehr Energie in eine Sache zu stecken.
- Man sagt *ginger group* – und meint damit eine Gruppe innerhalb einer Organisation, die eine Sache vorantreibt, also den Status quo verändert oder eine festgefahrene Situation löst.
- Man sagt *gingerish* – und meint damit nicht nur ein rothaariges Kind, sondern auch jemanden, der besonders vorsichtig oder zurückhaltend handelt.
- Man sagt *to walk gingerly* – und meint jemanden, der zaghaft, mit zierlichen Schritten trippelt.
- Man sagt *gingerness* – und meint damit die Eigenschaft, zurückhaltend oder zaghaft zu sein.
- Man sagt *gingerbreaded* – und meint damit einen Architekturstil, der an Lebkuchenhäuser erinnert, ein bisschen vergleichbar mit dem deutschen Zuckerbäckerstil.

Ginger Ale oder Ginger Beer – der Unterschied
Ginger Ale und Ginger Beer (beides Limonaden auf Ingwerbasis) sind nicht nur in Großbritannien, sondern auch in anderen angelsächsischen Ländern (oder den ehemaligen Kolonien) aus dem Getränkeangebot nicht wegzudenken – anders als etwa bei uns. Ginger Ale wird als Cocktailzutat oder pur getrunken und zählt zu den Bitterlimonaden. Es ist eine klare, goldgelbe Flüssigkeit.

Ginger Beer enthält zwar ebenfalls meist keinen Alkohol, aber einen größeren Anteil an Ingwer, ist hellgelb und vor allem eine trübe Flüssigkeit. In Nordamerika braut man sich Ginger Beer in vielen Haushalten selbst – und es gibt durchaus schwach alkoholhaltige Sorten.

Bubble & Squeak –
Kartoffelbrei der besonderen Art

In England gibt es das traditionelle Resteessen *Bubble & Squeak*: Kartoffelbrei wird mit zerstampftem grünem Gemüse (Kohl oder Rosenkohl) in einer Pfanne gebraten. Der Name kommt daher, weil die Zutaten beim Garen Blasen werfen und quietschende Geräusche machen. In Irland heißt das Gericht *Colcannon* und hat ein paar Zutaten mehr: Zwiebeln, Lauch, Sahne oder Butter. Der englische Adel kennt das ebenfalls, noch aus den Zeiten, als man sich in Irland riesige Landgüter hielt. Lord und Lady verfeinerten das irische Gericht noch mit reichlich Ingwer – und so wird es heute noch mancherorts auf den Britischen Inseln zubereitet.

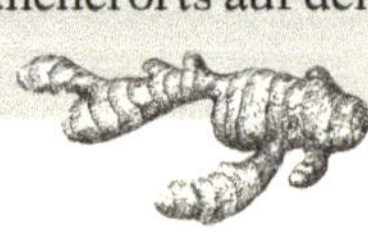

Ingwer im 19. und 20. Jahrhundert

Selbst wenn Ingwer nie ganz von der Bildfläche verschwand – im 19. Jahrhundert verlor er in den Küchen Mitteleuropas seine Bedeutung. Als Heilmittel bei Magenbeschwerden und als Verdauungshilfe war die Knolle noch bekannt. Und man benötigte Ingwer weiterhin in der Weihnachtsbäckerei für Lebkuchen und ähnliche Leckereien; in der ganz normalen Alltagsküche jedoch wurde er kaum verwendet. Selbst wenn er in Gewürzmischungen wie Curry zu finden war: In der mitteleuropäischen Küche – anders als in der britischen – spielte die Knolle keine gravierende Rolle.

Ein Baron kämpft gegen den Ingwer

Es mag an Eugen von Vaerst (1792–1855) gelegen haben, einem preußischen Baron und Gastrosophen. Er veröffentlichte 1851 auf mehr als 600 Seiten sein Werk *Gastrosophie oder die Lehre von den Freuden der Tafel* und bezog darin sehr eindeutig Stellung gegen den Ingwer als Küchengewürz – und er gab damit wohl die allgemein vorherrschende Ansicht wieder. Man solle, so riet der Baron, einer Bouillon keinesfalls Ingwer hinzufügen, denn »dieser Putz kleiner Küchen ist eine höllische Zutat, verletzt Auge, Geruch und Geschmack; man glaubt, Harpyen haben über der Suppe geschwebt«. Der Geschmack sei »scharf und beißend«, und als Extratipp verwies von Vaerst noch darauf, dass auch die Kirche sich gegen Ingwer ausgesprochen habe. Denn im Erzstift Köln sei ganz offiziell der eindringliche Rat erteilt worden: »Wir sehen es als nützlicher und besser an, dass sich unsere Untertanen mit dem Gewürze ihrer Gärten begnügen.« Küchenkräuter im eigenen Garten also bitte nur aus heimischen Regionen, keinesfalls irgendetwas Exotisches!

Heimlich durch die Hintertür: Ingwer und die Currywurst

Selbst wenn es im ersten Moment nicht glaubhaft klingt – aber Currywurst ohne Ingwer ist keine Currywurst. Ingwer ist ein wichtiger Bestandteil der indisch-britischen Gewürzmischung Curry, die für die scharfe Soße unerlässlich ist. So kam der Ingwer sozusagen heimlich in jede Currywurstbude und in zahlreiche Betriebskantinen, auf Märkte und sogar in gehobene Restaurants. Und damit an unzählige Kunden, die sich in der Nachkriegszeit an die Wurst mit der ungewohnt scharfen Soße und ohne den in Deutschland sonst üblichen Senf herantrauten. Zwei Besatzungsmächte teilen sich die Ehre, für die unerlässlichen Zutaten gesorgt zu haben: Von den Engländern stammt das Currypulver, von den Amerikanern der Ketchup. Doch wer hat's zusammengerührt und zur Wurst serviert? Mittlerweile streiten sich mehrere »Erfinder« darum, wer die Currywurst wohl als Erster zubereitete und anbot:

- War es schon 1946, als britische Offiziere der Rheinarmee auf dem Schloss Bückeburg in Niedersachsen zu Gast waren und der Koch des Fürsten zu Schaumburg-Lippe improvisieren musste, um den Gästen zu imponieren? Er soll – so berichten der Sohn des Kochs und der derzeit amtierende Fürst – eine Soße aus Aprikosenmarmelade, Tomatenketchup, Curry und Salz kreiert haben, die er zu einer Wurst servierte. Die Briten wären begeistert gewesen.

- Oder stammt die Currywurst aus Hamburg beziehungsweise Berlin? Für Hamburg spricht sich der Schriftsteller Uwe Timm aus, der sich erinnert, dort bereits 1947 seine erste Currywurst gegessen zu haben. Außer der Erinnerung und Timms dazu passender Erzählung gibt es allerdings keinen Beweis. Aus Berlin kennt man sogar zwei Erfinderstorys: die Geschichte der Imbissbudeninhaberin Herta Heuwer, die im September 1949 im Westberliner Charlottenburg die erste Currysoße kreiert und zur Wurst angeboten haben soll. Angeblich aus Langeweile, weil keine Kundschaft da war. Im Ostberliner Prenzlauer Berg zog Max Konnopke ein paar Monate später nach: Er erfand seine Currysoße, weil es in der DDR gerade einen Engpass an Tomatenketchup gab.

Heute vertilgen die Deutschen jährlich 800 Millionen Currywürste – die Wurst hat regelrecht Kultstatus.

Der Siegeszug der asiatischen Küche

Alles änderte sich, als in Deutschland ab den Siebzigerjahren mehr und mehr chinesische, japanische, indische oder vietnamesische Restaurants ihre Pforten öffneten. Ingwer ist aus der asiatischen Küche nicht wegzudenken. Nach und nach gewöhnte sich der mitteleuropäische Gaumen an die exotischen Gewürze und lernte Speisen aus dem gesamten südostasiatischen Raum schätzen. Nicht nur in Lokalen – viele wagten sich in der eigenen Küche an Rezepte aus dieser Region, experimentierten selbst und entdeckten neue Geschmacksvarianten. Ingwer mit seinem süßlich-scharfen Aroma wurde wieder »modern«.

Kapitel 2 Warenkunde Ingwer

Ingwer ist aus unserer Küche nicht mehr wegzudenken. Doch was ist das eigentlich für eine Pflanze? In welchen Ländern wird er kommerziell angebaut? Kann man Ingwer vielleicht sogar selbst im Garten oder Topf ziehen?

Ingwer botanisch gesehen

Der botanische Name von Ingwer ist *Zingiber officinale*. Er gehört zu den Ingwergewächsen (Zingiberaceae). Die mehrjährige tropische Pflanze blüht im Frühsommer. Geerntet wird Ingwer im Spätherbst. Je nach Anbaugebiet (siehe unten) lässt man das Rhizom (das unterirdisch wachsende Sprossensystem) acht bis neun Monate in der Erde: Das sorgt unter anderem dafür, dass Ingwer länger haltbar ist.

Die Pflanze wächst über der Erde bis zu eineinhalb Metern hoch. Die Blätter sehen ein bisschen aus wie Schilf. Was auf den ersten Blick wie Stängel und Blätter erscheint, sind »Scheinstängel«, denn die »echten« Stängel sind das Rhizom. Die Scheinstängel werden in Asien manchmal als aromatisches Küchenkraut verwendet, bei uns ist dies – außer möglicherweise bei selbst angebautem Ingwer – nicht der Fall. Geerntet wird Ingwer also unterirdisch, nämlich die Rhizome der Pflanze.

Rhizom oder Wurzel – der Unterschied

Grundsätzlich kennen wir bei Pflanzen drei Bestandteile: Wurzel, Stängel (oder Halm) und Blätter. Bei den meisten Pflanzen sorgen die Stängel für einen aufrechten Stand und bilden eine Stütze. In ihnen werden Nährstoffe aus den Wurzeln in Blätter und Blüte geleitet und umgekehrt: Stängel leiten jene »Nahrung«, die durch die Fotosynthese in den Blättern einer Pflanze entsteht, zurück zu den Wurzeln. Bei der Fotosynthese wird Kohlendioxid in energiereiche Verbindungen wie Zucker (Glukose) und Sauerstoff umgewandelt.

Während Wurzeln dafür sorgen, dass eine Pflanze Nährstoffe aus dem Boden ziehen kann, sind Rhizome bereits Sprossen – aber eben horizontal, statt vertikal wachsende Stängel. Sie bilden ein ganzes System aus sogenannten Erdsprossen.

Andere Bezeichnungen für Rhizome sind Sprossachse, Wurzel- oder Kriechstamm, weil sie zwar botanisch dem Halm oder Stängel entsprechen, aber unterirdisch oder knapp an der Erdoberfläche liegen. Jedes Rhizom ist unterteilt – und zwar in Knoten, aus denen jeweils neue Pflanzen wachsen können. An den Rhizomen sind jeweils kleine Wurzelenden, die Wasser und Nährstoffe aus dem Erdreich in die Sprossachse abgeben, diese leitet sie weiter in Blätter und Blüte.

Das für Gärtner und gewerblichen Anbau Interessante an Rhizomen wie Ingwer, Bambus und vielen anderen Pflanzen: Zur Vermehrung muss man nicht auf Samen zurückgreifen, sondern kann das Rhizom selbst verwenden. Es wird einfach in mehrere kurze Stücke geteilt – und aus jedem treibt eine neue Pflanze aus.

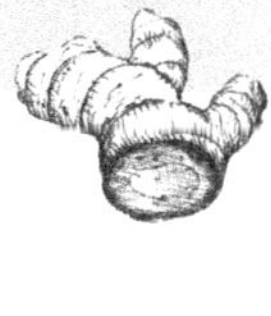

Neben dem Scheinstängel samt Blättern wachsen am Rhizom Blüten tragende Sprossen. Die Blüten ähneln einer bis zu fünf Zentimeter langen, grünen Ähre, bis sich die Blütenblätter gelb, rötlich-orange, purpurfarben oder violett entfalten. Für den kommerziellen Anbau sind die Blüten ohne Bedeutung, denn die nach dem Abblühen entstehenden Samenkapseln werden für die Vermehrung von Ingwer ja nicht benötigt. Wer selbst im Garten oder Topf Ingwer zieht, kann durchaus damit rechnen, Ingwerblüten zu bekommen.

Verwandte in der Ingwerfamilie

Ingwergewächse gibt es in über fünfzig Gattungen und weit mehr als 1200 Arten. Viele sind uns eher als tropische Zierpflanzen bekannt; einige jedoch werden in der Küche eingesetzt oder als Heilmittel. Dazu gehören:

- Echter Galgant (*Alpinia officinarum*), auch unter den Bezeichnungen Kleiner Galgant oder Siam-Galgant bekannt. Galgant zählt zu den Ingwergewächsen. Die Wurzel der in Südchina und in Thailand heimischen Pflanze wird getrocknet, pulverisiert und als Galgantpulver zum Würzen von Kräuterlikören und Lebkuchen verwendet. Angebaut wird Galgant heute in Südostasien und Thailand – deshalb kennt man ihn außerdem unter dem Namen »Thai-Ingwer«.
- Indischer Gelbwurz oder Kurkuma (*Curcuma longa*) kennt man ebenso als Gelber Ingwer, Safranwurzel, Gelb- oder Gilbwurz. Kurkuma zählt zu den Ingwergewächsen, ihr Rhizom ist dem des »echten« Ingwers sehr ähnlich, in der Farbe allerdings intensiv gelb (deshalb wird sie als Farbstoff hergenommen). Man nimmt es frisch oder getrocknet als Gewürz, pur oder

in Gewürzmischungen. Kurkuma zählt zu den ältesten Gewürzen überhaupt – vor bis zu 10 000 Jahren soll man es bereits im Gangesdelta verwendet haben. Angebaut wird Kurkuma vor allem in Indien und Südostasien. Indien ist der größte Verbraucher von getrockneter Kurkuma, in Südostasien benutzt man eher die frische Wurzel.

- Grüner Kardamom (*Elettaria cardamomum*) zählt ebenfalls zu den Ingwergewächsen – ist aber insofern eine Ausnahme, dass man in Küche und Heilkunde nicht das Rhizom, sondern die Samen nimmt. Kardamom wird in Guatemala, Sri Lanka und Indien angebaut. Die Ernte ist sehr mühsam und erfolgt per Hand kurz vor der Reife der Samen. Danach werden die Samenkapseln getrocknet und entweder gleich zu Pulver gemahlen oder vor Gebrauch gemörsert. Das Aroma von grünem Kardamom ist würzig-süßlich und wird in der asiatischen und arabischen Küche für alle möglichen Rezepte und Gewürzmischungen, in der europäischen Küche eher für Süßspeisen verwendet.
- Schwarzer Kardamom (*Amomum subulatum*), auch als Nepal-Kardamom oder Brauner Kardamom bekannt, ebenso ein Ingwergewächs. Auch vom Schwarzen Kardamom werden die Samen und nicht das Rhizom verwendet. Er stammt aus dem östlichen Himalaya und China, angebaut wird er heute vor allem in Nepal und dem indischen Bundesstaat Sikkim. Traditionell werden die Samenkapseln über einem offenen Feuer getrocknet. Schwarzer Kardamom wird wegen seines herben Aromas weniger für Süßspeisen, sondern in Fleischgerichten und für deftige und pikante Rezepte eingesetzt.

- Zitwerwurzel (*Curcuma zedoaria*), auch Zitwer oder Weißer Kurkuma genannt, zählt zu den Ingwergewächsen, bei denen wieder das Rhizom benutzt wird. In der Küche spielt Weißer Kurkuma kaum eine Rolle, wohl aber in der Heilkunde: Getrocknet wird die pulverisierte Zitwerwurzel als Magen-, Galle- und Lebermittel angewandt. Hildegard von Bingen hatte die Zitwerwurzel – oft zusammen mit Galgant – bei Verdauungsbeschwerden und Kopfweh verordnet.
- Wilder Ingwer oder Fackel-Ingwer (*Etlingera elatior*) gehört zu einer eigenen Pflanzengattung, nämlich den Etlingera, innerhalb der Familie der Ingwergewächse. Andere Bezeichnungen für den Fackel-Ingwer sind Philippinische Wachsblume oder Ingwerblume. Die Pflanze stammt ursprünglich aus Südthailand und Indonesien; in China und Südostasien wächst sie in großen Mengen wild. Fackel-Ingwer wird gerne in den Küchen von Malaysia und Indonesien verwendet – und zwar nicht die Wurzel, sondern Blüten, Stängel und Früchte. Die Blütenstände werden roh, gedünstet oder geröstet gegessen oder in Currys verwendet. Das Herz der Stängel wird gekocht und mit Reis serviert. In Suppen und Eintöpfen isst man halb reife Früchte, reife dagegen verzehrt man als besondere Delikatesse oder verarbeitet sie in Süßspeisen.

Myoga – Spezieller Ingwer in Japan

Myoga (*Zingiber mioga*) ist ein enger Verwandter des »normalen« Ingwers, von dem jedoch nicht die Rhizome, sondern Knospen und Stängel in der Küche verarbeitet werden. Die Knospen werden in dünne Scheiben geschnitten und als Beilage serviert. Sie sind sehr wohlriechend, aber nicht so scharf wie Ingwer, und dienen zum Garnieren oder Würzen vieler Speisen, darunter Suppen, Salate, Tempura, Bohnenquarkgerichte (Tofu) oder Sashimi. In Japan existiert der Aberglaube, dass der Verzehr von Myoga vergesslich mache – was allerdings niemanden daran hindert, diese Pflanze zu essen. Kommerziell angebaut, speziell für die japanische Küche, wird Myoga vor allem in Australien und Neuseeland. Japanischer Ingwer ist winterhart bis minus 16 Grad Celsius.

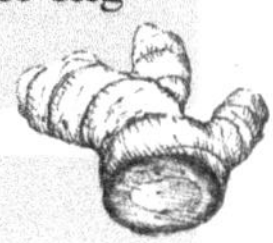

Nicht verwandt, aber ähnlich in der Wirkung: Kalmus

Als Ersatz für den oft unerschwinglichen Ingwer wurde in vielen Gärten des späten Mittelalters Kalmus (*Acorus calamus*) angepflanzt. Ursprünglich stammt Kalmus aus Asien, ist aber in ganz Mittel- und Osteuropa verbreitet. Man kennt ihn auch als Acker- oder Kaninchenwurz, Schwertheu, Magenbrand, Deutscher Ingwer oder Kalmser. Die Bezeichnung »Magenbrand« weist darauf hin, wofür Kalmus in der Heilkunde verwendet wurde: Das Öl, das aus dem Rhizom gewonnen wird, gilt als appetitanregend und magenkräftigend, außerdem soll es gegen Flatulenzen und Verdauungsstörungen helfen.

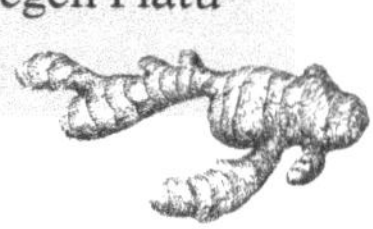

Ingwer im kommerziellen Anbau

Heute wird Ingwer traditionell in Indien, Nepal, Indonesien, Nigeria, Kamerun, China, Japan sowie in einigen südamerikanischen Ländern angebaut – in allen Regionen der Erde, in denen subtropisches oder tropisches Klima herrscht. Weltweit gibt es etwa 150 verschiedene Sorten, und je nach Herkunft unterscheiden sie sich in

Bezug auf Qualität, Aussehen, Geschmack und Schärfegrad.

Mittlerweile wird Ingwer in großen Plantagen gezogen und nicht mehr nur in den Tropen, sondern – meist in Treibhäusern oder unter Folie – auch in Frankreich, Spanien, Italien, den Niederlanden und sogar in Deutschland und Österreich. Der Import allein nach Deutschland hat sich im vergangenen Jahrzehnt vervierfacht. Für 2021 meldet das Statistische Bundesamt einen Rekord: Knapp 31 600 Tonnen im Wert von 74,6 Millionen Euro wurden importiert, das sind 31 Prozent mehr als 2020. Der große Ansturm auf Ingwer ist sicher mit ein Grund, warum heimische Landwirte in den Ingweranbau eingestiegen sind. Man zieht »Bio-Ingwer« unter Folie und im Glashaus für den regionalen Markt. Der Anbau in Deutschland und der EU spielt für den Weltmarkt keine Rolle und ist zu vernachlässigen.

Anbaugebiete und Anbaumengen: Zahlenspiele

Weltweit wurden laut FAO (Food and Agriculture Organization of the United Nations; Ernährungs- und Landwirtschaftsorganisation der Vereinten Nationen) im Jahr 2021 knapp fünf Millionen Tonnen Ingwer produziert. Die größten Ingwerproduzenten sind demnach:

- Indien mit 2 225 000 Tonnen: Indien ist eines der Länder, in denen Ingwer in der täglichen Küche und der Heilkunde von großer Wichtigkeit ist. Deshalb bleibt der größte Teil der Produktion im Land, es wird kaum exportiert. Hier werden Dutzende von unterschiedlichen Ingwersorten kultiviert und angebaut.
- Nigeria mit 768 305 Tonnen: Ingwer aus Nigeria gilt als besonders scharf und wird deshalb meist zu Ge-

würzpulver verarbeitet. Nigeria hat das flächenmäßig größte Ingweranbaugebiet der Welt.

- China mit 638 597 Tonnen: Obwohl China »nur« auf Platz 3 der Produzenten steht, ist das Land der weltweit größte Ingwer-Exporteur. Deutschland importiert mehr als die Hälfte (genauer: 52 Prozent) aus China.
- Indonesien mit 307 242 Tonnen
- Nepal mit 279 206 Tonnen
- Thailand mit 169 036 Tonnen
- Bangladesch mit 81 715 Tonnen
- Kamerun mit 66 633 Tonnen
- Sri Lanka mit 56 842 Tonnen
- Peru mit 47 796 Tonnen: Gut ein Fünftel des frischen Ingwers in Deutschland kommt aus Peru. Dort wird das Gewürz zum größten Teil biologisch angebaut und hat besonders feine Qualität.
- Alle restlichen Länder zusammen produzieren etwas mehr als 255 000 Tonnen. Das sind nur gut fünf Prozent der Welternte.

Bedingungen für eine gute Ernte

Ingwer braucht gleichmäßige Temperaturen mit hoher Luftfeuchtigkeit – viel Sonne und abwechselnd kräftiger Regen sind ideal für gutes Gedeihen und eine reichhaltige Ernte. Optimal ist ein leichter Boden mit vielen Nährstoffen, dem man nach Bedarf natürlichen Dünger zusetzt. Zu fester Boden würde die Ernte erschweren.

Ingwerpflanzen gewinnt man nicht aus den Pflanzensamen, sondern, wie schon erwähnt, aus einzelnen Rhizomstücken, die in den Boden gelegt und mit Erde bedeckt werden. Sie treiben rasch aus, und nach neun Monaten, längstens einem Jahr sind neue Pflanzen erntereif. Für bestimmte Verwendungszwecke wird Ingwer früher geerntet, nämlich bereits nach acht Monaten. Solche jungen Knollen benötigt man etwa zur Produktion von Sirup oder kandiertem Ingwer, denn sie sind noch nicht so scharf im Geschmack und vor allem weniger faserig. Noch jüngere Ingwerknollen – die bereits nach fünf Monaten geerntet wurden – kommen bei uns praktisch nicht in den Handel. Sie sind unter der Bezeichnung »Grüner Ingwer« aber in afrikanischen Ländern sehr beliebt und begehrt. Ingwer in unseren Supermärkten ist normalerweise bei der Ernte zwischen acht und zehn Monate alt. Die Haupternte jedoch – nämlich Ingwer für die Gewürzproduktion und Pharmazie – beginnt noch später, etwa nach eineinhalb Jahren: Dann wird das Blattwerk der Pflanze gelb und welk. Solche Knollen werden üblicherweise getrocknet und zu Pulver verarbeitet.

Erntezeiten für frischen Ingwer

Als Faustregel gilt: In Ländern, die oberhalb des Äquators liegen, wird die Knolle etwa in der Zeit von August bis September geerntet. Südlicher gelegene Ingwerproduzenten, Länder also, die unterhalb des Äquators liegen, haben ihre Erntezeit in den Monaten von Februar bis März. Das gilt vor allem für Anbaugebiete in Australien – hier gibt es meist Ware aus biologisch kontrolliertem Anbau, und man legt Wert darauf, dass der Ingwer zart und mit wenig Fasern auf den Markt kommt, trotzdem aber eine gute Schärfe zeigt.

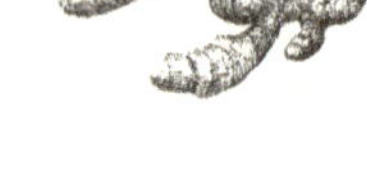

Ernte per Hand oder maschinell?

Selbst wenn es mittlerweile Maschinen für die Ernte gibt, wird Ingwer nach wie vor meist von Hand geerntet, und das ist ein knochenharter Job, der Fingerspitzengefühl und entsprechende Ausbildung benötigt. Zum Ernten umfasst man die Blätter und dreht die gesamte Pflanze samt Wurzelstock vorsichtig aus dem Untergrund. Das Rhizom wird sanft geschüttelt, um überflüssige Erde zu entfernen; feine Wurzeln und alle Blätter, die an der Erdoberfläche wachsen, werden abgeschnitten.

Nach der Ernte

Die Rhizome werden sortiert und gewaschen. Damit Bakterien und eventuell vorhandene Schädlinge die Qualität des geernteten Ingwers nicht vermindern oder ihn sogar unbrauchbar machen, taucht man die Knollen kurz in heißes Wasser oder behandelt sie mit Gas. Je nachdem, wo Ingwer geerntet und wie er verarbeitet wird, folgt die Weiterverarbeitung: Die Knollen werden gebürstet oder geschält und auf Matten ausgebreitet, wo sie drei bis vier Tage in der Sonne trocknen.

Frischer Ingwer wird eingelegt oder aber wie seit Jahrtausenden in frischer Erde eingetopft in den Versand gegeben. Schon der Asienreisende Marco Polo (1254–1324) soll diese Versandmethode bei seinem Besuch in Khanbaliq/Dadu (Stadt des Khan/Große Hauptstadt – das alte Peking) kennengelernt haben. Erntezeit für frischen Ingwer ist in China heute im Herbst, nach einer kurzen Lagerzeit von vier bis sechs Wochen kommt die Ware zu uns nach Europa in den Handel.

Unterschiedliche Verarbeitung je nach Herkunft

In den westafrikanischen Staaten, die Ingwer produzieren, wird der Ingwer meist ungeschält getrocknet. Anders ist es in Indien – hier wird die Knolle geschält und zwar mit speziellen Messern aus Bambus (denn man ist überzeugt davon, dass Metall den Geschmack des Ingwers verfälschen würde). Danach legt man den Ingwer in Kalkmilch, einerseits zur Konservierung, andererseits, damit er heller wird. Ingwer aus Jamaika gilt als besonders fein im Geschmack. Das mag daran liegen, dass der zunächst ungeschälte Ingwer gewaschen, dann erst geschält und danach erneut gewässert wird.

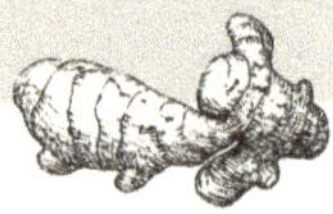

Ingwer selbst ziehen

Ob im Topf, im Balkonkasten oder im Gartenbeet: Ingwer lässt sich problemlos in unseren mitteleuropäischen Breitengraden ziehen. Zudem gibt es bereits ein paar Landwirte und Gartenbetriebe, die die Knolle gewerblich anbauen – unser Klima ist zwar nicht (sub)tropisch, aber wer ein paar kleine Details beachtet, kann mit Erfolg eigenen Ingwer ernten.

Grundlegendes für den Eigenanbau

Es reicht völlig, eine Ingwerwurzel aus dem Supermarkt als »Basis« zu nehmen, es ist nicht nötig, extra spezielle Rhizome aus dem Gartenfachhandel zu beziehen. Worauf Sie allerdings achten sollten:

- Ihre Ingwerwurzel sollte Bio-Qualität haben und möglichst frisch sein. Mit einer alten, schon trocken werdenden Knolle werden Sie wenig Freude haben.
- Natürlich müssen Sie aufs Wetter schauen: Im Freien – ob Balkon, Terrasse oder Gartenbeet – darf Ingwer erst dann in die Erde gelegt werden, wenn kein Frost mehr droht.
- Der Standort sollte sonnig oder wenigstens halbschattig sein, die Temperatur um (mindestens) 20 Grad betragen. Mehr als 30 Grad sollte es nie werden, und auch ein Platz in der prallen Sonne ist eher ungeeignet.
- Als Anpflanzerde eignen sich nährstoffreiche, wasserspeichernde und durchlässige Substrate. Wenn die Erde mit Kompost angereichert ist – umso besser! Keine Torferde verwenden, lieber im Gartenfachhandel nach Gemüseerde fragen.

Die Vorbereitung der Ingwerknolle

Die Ingwerknolle für den Eigenanbau sollte möglichst viele Vegetationspunkte haben (man nennt diese kleinen, rundlichen Auswüchse am Rhizom auch »Augen«). Am besten zerteilt man die Knolle in drei bis fünf Zentimeter lange Stücke – jedes Stück sollte mindestens ein, besser zwei »Augen« haben. Die Anschnittflächen an der Knolle sollten leicht antrocknen – warten Sie also ein paar Stunden mit dem Einsetzen in die Erde.

Auf der Fensterbank oder im Balkonkasten

Geeignet für Ingweranbau sind eher flache Pflanzschalen als tiefe Töpfe oder Kübel. Achten Sie auf genügend Drainage – Ingwer mag es zwar feucht, aber im Wasser stehend, fault er schnell. Blähton, Tonscherben oder Ähnliches sorgen dafür, dass genügend Feuchtigkeit vorhanden ist, aber keine Staunässe entsteht. Füllen Sie die Erde bis etwa fünf Zentimeter unter den Rand der Pflanzschale, danach setzen Sie die Ingwerstücke ein. Achten Sie auf einen Abstand von mindestens fünf Zentimetern zwischen den Rhizomteilen. Die Augen sollten beim Einsetzen nach oben schauen. Die Erde wird leicht angedrückt, und dann geben Sie so viel lockeres Substrat darüber, dass die Vegetationspunkte bedeckt sind. Nun noch mit Wasser besprühen – fertig!

Die Anzucht im Topf kann bereits im Februar geschehen, wenn Sie darauf achten, dass der Ingwer es immer genügend warm und sonnig hat und er genügend Feuchtigkeit – am besten aus einer Sprühflasche – bekommt. Bereits nach einigen Tagen werden Sie den ersten grünen Keim aus der Erde spitzen sehen. Etwa alle vier Wochen sollten Sie dem Ingwer mit organischem Dünger ein wenig zusätzliche Power geben.

Im Gartenbeet

Wer Ingwer im Garten pflanzen möchte, zieht den Sprössling am besten im Haus in einem Topf vor. Erst im Mai, nach den Eisheiligen, oder sogar erst nach der Schafskälte im Juni, wenn also keinerlei Gefahr mehr für einen Frosteinbruch besteht, darf der Ingwer ins Gartenbeet umziehen. Wer ein Gewächshaus oder Folienbeet sein Eigen nennt, kann dies selbstverständlich ebenfalls nutzen.

Im Beet sollten Sie einen Pflanzabstand von fünfzehn bis zwanzig Zentimetern einhalten – so haben die Rhizome genügend Raum, um zu wachsen und sich auszubreiten. Auch fürs Gartenbeet gilt: Ingwer mag es sonnig und warm, die Erde muss gleichmäßig feucht gehalten werden. Etwa alle vier Wochen düngen.

Wer keine vorgezogenen Ingwer ins Beet setzen kann oder möchte, schneidet die Knolle wie oben beschrieben in Stücke – jeweils auf die Vegetationspunkte achten! – und setzt sie direkt in den Boden ein. Das Pflanzloch sollte etwa eineinhalb Mal so groß wie das Ingwerstück sein, die »Augen« sind nach oben gerichtet und werden nur dünn mit Erde bedeckt. Auch im Beet müssen Sie darauf achten, dass keine Staunässe entsteht. Je nach Bodenqualität sollten Sie etwa einmal pro Monat organischen Dünger zugeben.

Überwintern

Achtung: Schon im Oktober kann es zu den ersten Frostgraden kommen. Spätestens dann muss der Ingwer entweder abgeerntet werden oder zum Überwintern ins Haus. Bei Ingwerpflanzen in einer Pflanzschale auf der Terrasse (oder im Balkonkasten) entfernen Sie alle Blätter (und eventuelle Blütenstängel) und bringen das Gefäß an einen schattigen und kühlen Ort (10 bis 15 Grad Celsius reichen aus). Verzichten Sie in den Wintermonaten aufs Wässern und Düngen – das Ingwerrhizom übersteht diese Ruhezeit bestens. Ingwer im Gartenbeet wird ausgegraben. Schütteln Sie die Erde ab, kappen Sie alle oberirdischen Pflanzenteile und lagern Sie die Rhizome, die Sie im nächsten Jahr auspflanzen wollen, in einem Sandbett oder Sägespänen an einem trockenen und kühlen Ort.

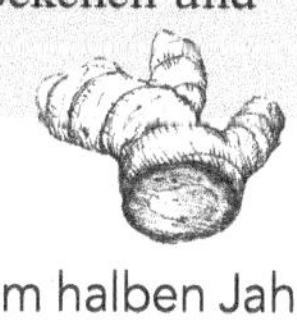

Wann kann man ernten?

Frische Ingwerknollen sind nach etwa einem halben Jahr als grüner Ingwer erntereif – je nach dem Zeitpunkt des Einsetzens also von August (wenn Sie Ingwer im Topf ab

Februar auf der Fensterbank ziehen) bis Oktober/November (im Gartenbeet oder Gewächshaus).

Bei der Ernte können Sie die ganze Knolle ausgraben oder nur einen Teil davon abstechen und aus dem Boden holen. Das in der Erde verbleibende Stück wächst weiter und bildet neue Triebe. Aber nachdem Ingwer nicht winterhart ist, muss er spätestens beim ersten Frost entweder komplett geerntet werden oder ins Winterlager (siehe Kasten »Überwintern«) umziehen!

Kapitel 3 Bausteine der Ernährung – und was der Ingwer zu bieten hat

Kohlenhydrate, Eiweiß und Fett – das ist die Basis unserer Ernährung, ohne sie »funktioniert« unser Organismus nicht. Ergänzt wird dieses Trio durch Vitamine, Mineralstoffe und Spurenelemente sowie sekundäre Pflanzenstoffe. Erst wenn wir dafür sorgen, dass wir sie unserem Körper ausreichend und vor allem ausgewogen zuführen, leben wir gesund. Dann brauchen wir keine Diäten, um unser Gewicht zu halten. Und wir bleiben weitgehend von Krankheiten verschont – zumindest von solchen, die, wie in unserer Zeit leider üblich, auf ernährungsbedingte Ursachen zurückgehen.

Ob Mangelerscheinungen oder ein Zuviel an Pfunden: Gerade in unserer westlichen Welt sind erhöhte Blutfettwerte, Diabetes, Herz-Kreislauf-Erkrankungen und Osteoporose nicht nur in der älteren Bevölkerung beinahe der Normalfall. Die richtige, das heißt ausgewogene Ernährung, gemeinsam mit Bewegung und dem eher seltenen Genuss (oder sogar kompletten Verzicht) von Alkohol oder Nikotin, beugt solchen Erkrankungen vor und lässt sie gar nicht erst entstehen.

Man muss sich natürlich ein wenig mit diesen Basisstoffen der Ernährung befassen. In allen Nahrungsmitteln, die wir zu uns nehmen, ist mehr als jeweils nur ein Baustoff des lebenswichtigen Trios Kohlenhydrate – Eiweiß – Fett enthalten. In jeder Speise, in jedem Obst, in jedem Gemüse finden sich Kombinationen aus mindestens zwei Komponenten; Vitamine, Mineralstoffe, Spurenelemente und sekundäre Pflanzenstoffe gibt es noch als Extra obendrauf.

Das Basis-Trio: Kohlenhydrate, Protein und Fett

Wichtig zu wissen ist, dass es jeweils eine unterschiedliche Kalorienanzahl gibt, dass also der Energiewert – nichts anderes sind Kalorien, sie sind die Maßeinheit der entstehenden Wärme beim Verbrennungsprozess der Nahrung in unserem Körper – große Differenzen aufweist: Unser Organismus verbraucht bei der Verbrennung von einem Gramm Kohlenhydrate vier Kilokalorien, genauso viel wie bei einem Gramm Protein (Eiweiß) – bei einem Gramm Fett dagegen neun Kilokalorien. Für unsere Ernährung heißt das: Mit einer kleinen Fettportion im Essen führen wir unserem Organismus die gleiche oder sogar mehr Energie zu als mit einer großen Kohlenhydrat- oder Eiweißportion. Vitamine, Mineralstoffe und Spurenelemente geben ebenso wie sekundäre Pflanzenstoffe bei der Verbrennung keine Energie ab und enthalten somit keine Kilokalorien. Dennoch gehören sie zu einer ausgewogenen Ernährung und sind für unseren Körper lebenswichtig.

Beachten muss man außerdem den Wassergehalt der einzelnen Lebensmittel: Kohlenhydratreiche Nahrung enthält meist einen großen Wasseranteil: Brot etwa 50 Prozent, Kartoffeln um 70 Prozent, Gemüse und Obst bis zu 90 Prozent. In krassem Gegensatz dazu stehen Fette: Speck, Butter oder Öle sind praktisch wasserfrei.

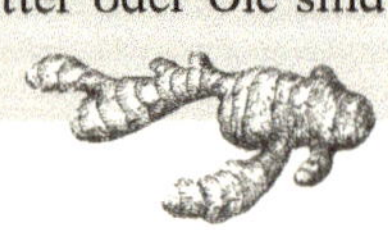

Kurzinfo Kohlenhydrate

Kohlenhydrate sind wahre Energielieferanten für unseren Körper. Sie sind in Obst, Gemüse, Salaten, Getreide, Brot, Kartoffeln, Hülsenfrüchten, aber auch in Schokolade, Bonbons, Kuchen, ganz allgemein: in allen Lebensmitteln, die Zucker enthalten. Kohlenhydrate gelten als »Treibstoff« für Muskel- und Gehirnarbeit. Ohne Kohlenhydrate kann unsere Leber keine Fette aufspalten, damit sie unserem Organismus zugutekommen. Lebenswichtig sind Kohlenhydrate außerdem, weil mit ihrer Hilfe bestimmte Mineralstoffe ins Blut transportiert werden.

- 100 Gramm frische Ingwerwurzel enthalten 17,8 Gramm Kohlenhydrate, davon 1,7 Gramm Zucker

Negative und positive Kohlenhydrate – der Unterschied

Allerdings gibt es einen großen Nachteil: Isst man nämlich zu viel Kohlenhydrate, wandelt unser Körper sie in der Leber um – leider in Fett. Das heißt, er speichert sie im Fettgewebe und sorgt für die »Rettungsringe« an Po und Bauch, an Oberschenkeln und Hüften. Wir unterscheiden schlechte und gute Kohlenhydrate:

- Die schlechten Kohlenhydrate finden wir vor allem in Zucker und damit leider fast allen Produkten der Lebensmittelindustrie (ein Blick auf die Zutatenliste beweist es!). Und nicht allein in Zuckerprodukten wie Saft, Sirup, Honig, Kuchen, Kekse oder Schokolade, auch Lebensmittel aus weißem Mehl oder polierter Reis, überhaupt die meisten nicht naturbelassenen

Nahrungsmittel enthalten eher »schlechte« Kohlenhydrate. Sie haben nur einen geringen Sättigungswert, was bedeutet, dass wir schnell wieder Hunger bekommen und automatisch mehr essen. Weiterer großer Minuspunkt: Unser Organismus wandelt Zucker in Fett um – und damit sind wir wieder beim Übergewicht.

- Gute Kohlenhydrate sind vor allem in Vollkornprodukten, in Kartoffeln, in Obst, Gemüse und Hülsenfrüchten zu finden. All diese Lebensmittel haben einen hohen Gehalt an Ballaststoffen, die unsere Verdauung besonders anregen.
- Ausgewogen ernährt man sich, wenn der Anteil an Kohlenhydraten täglich nicht mehr als 100 Gramm beträgt. Dabei sollte man darauf achten, eher zu den guten Kohlenhydraten zu greifen.

Was sind Ballaststoffe?

Unverdauliche Bestandteile in unseren Nahrungsmitteln kommen vor allem in unbehandelten, kohlenhydratreichen Lebensmitteln vor. Sie sind lebenswichtig für unseren Stoffwechsel, sie sorgen dafür, dass unsere Verdauung auf natürliche Weise angeregt wird. Das geschieht, weil Ballaststoffe fast unverdaut bis in den Dickdarm gelangen. Dort nehmen sie Flüssigkeit auf und dabei auch etwaig vorhandene Schadstoffe, die dann ausgeschieden werden. Ballaststoffe enthalten keine Kalorien. Weil man aber Nahrungsmittel mit einem hohen Ballaststoffanteil besser kauen muss, sorgen sie für eine bessere Durchblutung des Zahnfleischs. Nicht ganz unwichtig ist zudem, dass Ballaststoffe lebenswichtige Nährstoffe in den Lebensmitteln umhüllen und schützen.

- 100 Gramm frische Ingwerwurzel enthalten zwei Gramm Ballaststoffe.

Kurzinfo Proteine (Eiweiß)

Wie viel an Eiweiß ein Mensch zu sich nehmen sollte, hängt von der Menge der einzelnen Eiweißbausteine in den Nahrungsmitteln ab. Diese Bausteine nennt man Aminosäuren. Unser Organismus braucht sie, um das körpereigene Eiweiß aufzubauen oder zu erneuern. Einundzwanzig unterschiedliche Aminosäuren sind die Basis aller Proteine, acht davon werden als essenziell bezeichnet, was bedeutet, dass der Körper sie nicht selbst aufbauen kann – sie müssen mit der Nahrung von außen zugeführt werden. Optimal ist eine Gesamteiweißzufuhr von zehn bis 15 Prozent der gesamten Energiezufuhr, das entspricht etwa fünfzig Gramm pro Tag.

Eiweiß ist wichtig für den Aufbau von Zellen, Muskeln, Organen und Blut. Der Organismus kann es nicht in größeren Mengen speichern, deshalb müssen wir dafür sorgen, dass wir tagtäglich genügend Proteine zu uns nehmen. Genügend heißt jedoch nicht, zu viel davon. Denn das würde wieder dafür sorgen, dass der Körper das Eiweiß in Fett umwandelt.

Je nach Alter, Gesundheitszustand und körperlicher Belastung benötigen wir unterschiedliche Mengen an Proteinen. Säuglinge, Kinder, Jugendliche und auch Schwangere haben einen höheren Bedarf. Bei Erwachsenen liegt der Tagesbedarf bei etwa 0,8 Gramm Eiweiß pro Kilogramm Körpergewicht, bei Säuglingen rechnet man dagegen mit einem Wert von 2,3 bis 2,5 Gramm, bei Kindern mit zwei und bei Jugendlichen mit einem Wert von einem Gramm. Im Alter erhöht sich der

Tagesbedarf an Proteinen wieder leicht und zwar auf den letzteren Wert.

- 100 Gramm frische Ingwerwurzel enthalten 1,82 Gramm Protein (Eiweiß).

Tierisches und pflanzliches Protein – der Unterschied

Eiweiß bei Tieren und Pflanzen besteht im Grunde aus den gleichen Aminosäurenketten. Der Aufbau der Moleküle ist identisch – es ist also erst einmal egal, ob das Protein von einem Tier oder einer Pflanze stammt. Allerdings: Tierisches Eiweiß ist in der Zusammensetzung der Aminosäuren dem menschlichen Körper ähnlicher als pflanzliches. Zudem enthält tierisches Protein etwas mehr an essenziellen Aminosäuren. Auch wissenswert:

- Tierisches Protein ist zum Beispiel in Milch und Milchprodukten wie Sahne, Käse oder Joghurt enthalten, in Eiern, Fleisch und Fisch. Unser Körper kann es leichter verwerten als pflanzliches Eiweiß. Perfekt in der Proteinzusammensetzung ist übrigens das Hühnerei.
- Pflanzliches Protein findet sich beispielsweise in Getreide, Hülsenfrüchten oder Soja, in Vollkornprodukten und vielen Gemüsesorten. Beim Verzehr nehmen wir gleichzeitig Ballaststoffe zu uns – sie sorgen dafür, dass eine Überversorgung mit Energie und Eiweiß gar nicht erst stattfindet.
- Wer sich gemischt und ausgewogen ernährt – also darauf achtet, dass er Aminosäuren sowohl aus pflanzlicher als auch aus tierischer Herkunft zu sich

nimmt –, kann sich sicher sein, dass er alles an Aminosäuren bekommt, was der Körper braucht.

- Die Deutschen Gesellschaft für Ernährung empfiehlt folgende Aufteilung: ein Drittel tierisches und zwei Drittel pflanzliches Eiweiß.
- Wer sich vegetarisch oder sogar vegan ernährt, muss besonders darauf achten, dass der Körper genügend Proteine bekommt. Vegetarier können – ganz nach ihrer persönlichen Ernährungsform – möglicherweise auf Milchprodukte und Eier zurückgreifen. Wissenswert für eine rein pflanzliche Ernährung: Soja ist besonders reich an Eiweiß, ebenso wie Kerne, Nüsse, Tofu, Quinoa, Chia-Samen oder Hafer.

Kurzinfo Fette

Fette – in der Ernährungswissenschaft wird von Lipiden gesprochen – findet man in allen Ölen, in Rahm, Butter, Schmalz, Speck, Mayonnaise, Nüssen, Oliven oder Avocados. Sie sind für unseren Körper lebenswichtig: Fette versorgen den Organismus mit Energie und sind Bestandteil unserer Zellmembranen. Fett dient als »weiche Polsterung« all unserer Organe, es umgibt sie, hält sie an ihrem Platz und schützt sie. Fast die Hälfte unseres Körperfetts liegt übrigens direkt unter der Haut: Es sorgt dafür, dass wir Temperaturschwankungen gut überstehen.

In der Ernährung sorgen die Lipide dafür, dass wir die fettlöslichen Vitamine A, D, E und K aufnehmen und verarbeiten können und dass essenzielle Fettsäuren in unser Blut gelangen. Von diesen unentbehrlichen Fettsäuren liegt der Tagesbedarf zwischen sechs und acht Gramm (das sind etwa zehn Prozent des Gesamtfettbedarfs); da sie nicht vom Körper selbst aufgebaut werden können, müssen wir sie mit der Nahrung zu uns nehmen. Weil Fett aber auch Geschmacksträger ist, essen wir leider viel zu viel davon: statt der empfohlenen siebzig bis achtzig Gramm täglich im Durchschnitt 140 Gramm! Sie ahnen sicher schon, was damit passiert: Jedes Gramm zu viel wird in Körperfett umgewandelt ... Das liegt auch daran, dass wir sehr vielen Lebensmitteln nicht ansehen, dass sie überhaupt Fett enthalten. Bei einem leckeren Schweinebraten sieht man das Fett unter der Kruste, genauso wie den Fettrand beim Schinken. Anders sieht es jedoch mit Streichwurst oder Käse aus, mit Joghurt oder Nüssen, mit Avocado oder Brathering, mit Schokolade oder Eiern.

- 100 Gramm frische Ingwerwurzel enthalten 0,75 Gramm Fett.

Tierische oder pflanzliche Fette – der Unterschied

Chemisch gesehen sind Fette und Öle erst einmal gleich. Wir unterscheiden sie anhand ihres Aggregatzustands: Fette sind fest, Öle sind flüssig. Es geht im Grunde gar nicht darum, ob man tierisches oder pflanzliches Fett zu sich nimmt. Wichtig allein ist der Anteil an essenziellen Fettsäuren im Lebensmittel beziehungsweise ob diese Fettsäuren gesättigt oder ungesättigt sind. Alle Nahrungsmittel haben ein bis drei Fettsäuren, die unterschiedlich komplex aufgebaut sind, die gesünderen ungesättigten Fettsäuren haben meist eine Doppelbindung, die gesättigten hingegen meist nicht.

Weitere Unterschiede:

- Tierisches Fett »erkennt« unser Organismus, und das macht es für uns leichter verdaulich. Allerdings: Tierische Fette enthalten vor allem gesättigte Fettsäuren. Lediglich das Fleisch von Schwein, Geflügel und Seefisch ist eine Ausnahme, denn es enthält auch einen Anteil ungesättigter Fettsäuren.
- Pflanzliches Fett dagegen besteht zu einem großen Prozentsatz aus ungesättigten und vor allem essenziellen Fettsäuren – nämlich 50 bis 60 Prozent. Ein Esslöffel Soja-, Maiskeim- oder Sonnenblumenöl deckt praktisch den Tagesbedarf. Allein deshalb sollte man eher auf pflanzliche Öle zurückgreifen und tierische Fette eher reduzieren.

Kurzinfo Vitamine

Ohne Vitamine geht es nicht! Sie spielen eine wichtige Rolle bei fast jedem biochemischen Vorgang und Prozess im menschlichen Organismus. Die Menge, die wir dafür brauchen, hängt von unserem Alter, vom Geschlecht, der Körpergröße, dem Gewicht und unseren Aktivitäten ab. Bis auf wenige Ausnahmen (Vitamin D und B_3) kann unser Körper Vitamine nicht selbst herstellen, deswegen müssen wir sie mit der Nahrung zuführen, um fit und gesund zu bleiben.

Wir kennen heute dreizehn Vitaminfamilien, die in zwei Gruppen unterteilt werden: fettlösliche Vitamine (das sind A, D, E und K) und wasserlösliche Vitamine (C und die B-Gruppe). Der Unterschied: Fettlösliche Vitamine werden im Körper gespeichert, wasserlösliche dagegen über den Urin ausgeschieden (Ausnahme B_{12} und Folsäure). Wer sich an die Empfehlungen der Deutschen Gesellschaft für Ernährung hält – also fünfmal am Tag Gemüse oder Obst zu sich nimmt –, ist in Sachen Vitaminversorgung auf der sicheren Seite. Der tägliche Vitaminbedarf liegt – außer bei Vitamin C – unter zehn Milligramm (mg). Das Wunderbare: Selbst solch geringen Mengen sorgen dafür, dass wesentliche Stoffwechselprozesse im Körper richtig ablaufen. Ein Mangel an Vitaminen kann zu Leistungsabfall und erheblichen Gesundheitsstörungen führen.

Fettlösliche Vitamine

Zu dieser Gruppe gehören Vitamin A, D, E und K. Unser Organismus kann diese Vitamine nur gemeinsam mit Fett oder Öl verarbeiten. Aus diesem Grund sollte man beispielsweise Karotten immer mit ein wenig Butter oder Salatöl zubereiten.

Vitamin A gliedert sich in die beiden Vorstufen Vitamin A_1 (Retinol) und Vitamin A_2, die man auch als Beta-Carotine bezeichnet. Da das Vitamin A in relativ großen Mengen im Körper gespeichert wird, leidet deshalb heutzutage kaum jemand an Vitamin-A-Mangel.

- In Ingwer ist Vitamin A beziehungsweise seine Vorstufe Beta-Carotin nur in sehr geringen Mengen vorhanden: 100 Gramm frische Knolle enthalten 6 µg (das sind sechs Mikrogramm, also sechs Millionstel Gramm).

Vitamin D ist das »Sonnenlichtvitamin«, denn es wird in unserer Haut hergestellt, wenn wir uns in der Sonne aufhalten. Dennoch sollten Sie auf zu viel direkte Sonneneinstrahlung verzichten – sonst droht unter Umständen eine Hautkrebserkrankung.

- In Ingwer ist kein Vitamin D enthalten.

Vitamin E ist auch unter der Bezeichnung Tocopherol bekannt. Es ist in fast jedem Lebensmittel zu finden. Vitamin E gilt als Antioxidans-Vitamin, das heißt, es schützt die mehrfach ungesättigten Fettsäuren vor dem Abbau durch Sauerstoff und sorgt so unter anderem dafür, dass Zellen und Zellwände in unserem Körper geschützt sind.

- 100 Gramm frischer Ingwer enthält etwa 0,26 Milligramm Vitamin E (alpha-Tocopherol).

Vitamin K gilt als das »Blutgerinnungsvitamin«. Das heißt, Blutungen werden gestoppt, kleine Wunden schließen sich schnell.

- In Ingwer ist Vitamin K nur in sehr kleinen Spuren vorhanden: So enthalten 100 Gramm frische Knolle etwa 0,1 Mikrogramm.

Wasserlösliche Vitamine

Neben der großen Gruppe der B-Vitamine gehört auch Vitamin C zu den wasserlöslichen Vitaminen. Ohne B-Vitamine würden weder unser Fett- und Eiweißstoffwechsel noch unsere Verdauung richtig funktionieren; außerdem sind sie wichtig für Nerven und Gehirn. Und sie gelten als Energiespender, denn sie verwandeln Kohlenhydrate in Glukose. Wir kennen heute Thiamin (Vitamin B_1), Riboflavin (Vitamin B_2), Niacin (Vitamin B_3), Cholin (Vitamin B_4 – heute nur noch als »vitaminähnliche Substanz« eingeordnet), Pantothensäure (Vitamin B_5), Pyridoxin (Vitamin B_6), Biotin (Vitamin B_7, früher auch Vitamin H), Folate (Vitamin B_9, die synthetisch hergestellte Form des Vitamins nennt man Folsäure) und Cobalamin

(Vitamin B_{12}). Alle diese Vitamine spielen zusammen und sorgen dafür, dass die Vorgänge und Abläufe in unserem Organismus reibungslos funktionieren.

- 100 Gramm frischer Ingwer enthalten zwar nicht alle, aber einige der wichtigen B-Vitamine: B_1 (Thiamin 4) etwa 0,025 Milligramm, B_2 (Riboflavin) 0,034 Milligramm, B_3 (Niacin) 0,75 Milligramm, B_4 (Cholin) 28,8 Milligramm, B_5 (Pantothen) 0,203 Milligramm, B_6 (Pyridoxin) 0,16 Milligramm und B_9 (Folate) elf Mikrogramm.

Vitamin C ist wohl das weitaus bekannteste Vitamin. Man kennt es auch unter dem Namen Ascorbinsäure, und es hat in unserem Organismus vor allem Schutzfunktion. Sämtliche Wachstumsvorgänge, der Eiweißstoffwechsel, die Hormonherstellung, der Bluttransport und die Zellatmung – all diese Vorgänge sind ohne Vitamin C beeinträchtigt beziehungsweise unmöglich.

- 100 Gramm frischer Ingwer enthalten fünf Milligramm Vitamin C.

Kurzinfo Mineralstoffe und Spurenelemente

Mineralstoffe sind Mikronährstoffe, die unser Körper braucht, um gemeinsam mit den Makronährstoffen (also Kohlenhydraten, Proteinen und Fetten) und Vitaminen Stoffwechselvorgänge zu regulieren. Ohne Mineralstoffe geht es nicht: Sie haben in unserem Körper etliche wichtige Aufgaben zu erfüllen – etwa für den Elektrolyt- und Wasserhaushalt, bei der Erhaltung des Immunsystems, für den Aufbau und Erhalt von Knochen- und Nervensystem und vieles andere mehr. Weder Tiere noch Pflanzen (und auch nicht der menschliche Organismus) können Mineralstoffe selbst herstellen. Wir müssen sie also mit der Nahrung zuführen. Wie die Vitamine haben diese natürlichen, aber anorganischen Stoffe keine Kalorien, liefern also keine Nahrungsenergie.

Mengen- und Spurenelemente – der Unterschied

Momentan sind über zwanzig Mineralstoffe bekannt, die für unseren Organismus essenziell sind. Alle Mineralstoffe fördern oder hemmen Stoffwechselvorgänge. Je nachdem, in welcher Menge sie im Körper vorhanden sind und gebraucht werden, unterteilt man die Mineralstoffe in Mengen- und Spurenelemente.

Von einem Mengenelement spricht man, wenn in unserem Körper mehr als fünfzig Milligramm pro Kilo Körpergewicht vorkommen; alle anderen Mineralstoffe mit weniger als fünfzig Milligramm pro Kilo Körpergewicht ordnet man den Spurenelementen zu.

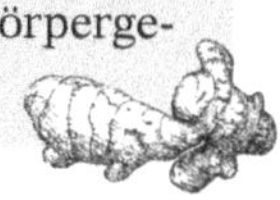

Mineralstoffe, die in größeren Mengen benötigt werden, sind Natrium, Chlorid, Kalium, Calcium, Phosphor, Schwefel und Magnesium. Zu den Spurenelementen dagegen zählt man Eisen, Jod, Fluorid, Zink, Selen, Kupfer, Mangan, Chrom und Molybdän. Selbst wenn sie nur in sehr geringen Mengen vorkommen beziehungsweise nötig sind, sind sie unverzichtbar, damit der Organismus richtig arbeiten kann. Bei einer ausgewogenen Ernährung besteht normalerweise kein Mangel an Mineralstoffen.

- 100 Gramm frischer Ingwer enthalten an Mengenelementen dreizehn Milligramm Natrium, 415 Milligramm Kalium, sechzehn Milligramm Calcium, dreiundvierzig Milligramm Magnesium, vierunddreißig Milligramm Phosphor, dreißig Milligramm Schwefel und acht Milligramm Chlorid.

- 100 Gramm frischer Ingwer enthalten an Spurenelementen 0,6 Milligramm Eisen, 0,34 Milligramm Zink, 0,225 Milligramm Kupfer, 0,229 Milligramm Mangan, achtzig Mikrogramm Fluorid und fünf Mikrogramm Jodid.

Kurzinfo SPS – Sekundäre Pflanzenstoffe

»Eure Nahrungsmittel sollen eure Heilmittel sein!« Dies empfahl schon vor fast 2500 Jahren Griechenlands berühmtester Arzt Hippokrates (um 460– ca. 377 v. Chr.). Er war der festen Überzeugung, dass Nahrungsmittel nicht nur alle lebensnotwendigen Nährstoffe enthalten – also Eiweiß, Fett, Kohlenhydrate, Vitamine und Mineralstoffe –, sondern zusätzlich Substanzen, die unseren Körper bei der Abwehr von Krankheiten unterstützen. Der »Vater der Heilkunde« hatte recht, denn heutige wissenschaftliche Studien belegen: Sogenannte sekundäre Pflanzenstoffe entfalten in unserem Körper gesundheitsfördernde Wirkungen.

Primäre und sekundäre Pflanzenstoffe – der Unterschied

Unter den primären Pflanzenstoffen versteht man Kohlenhydrate, Proteine und Fette, die im jeweiligen pflanzlichen Nahrungsmittel enthalten sind. Sie werden von Mensch und Tier als Nährstoffe genutzt und im Organismus in Energie umgewandelt.

Sekundäre Pflanzenstoffe sind dagegen biologisch aktive Stoffe, die nicht für den Aufbau und die

Entwicklung der Zellen nötig sind, jedoch fürs Überleben der gesamten Pflanze nützlich. Die Aktivität dieser SPS ist nicht immer dieselbe, sie kann sich im Laufe eines Pflanzenlebens durchaus ändern – je nach Entwicklungsstadium und/oder Pflanzenteil.

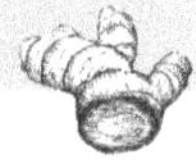

Erst vor etwa dreißig Jahren, Anfang der Neunzigerjahre, fanden Wissenschaftler heraus, dass sekundäre Pflanzenstoffe für den menschlichen Körper nützlich und sogar wertvoll sind. Davor galten sie eher als giftig oder zumindest schädlich. Für etliche der bisher bekannten und erforschten SPS trifft dies noch immer zu – beispielsweise für Nikotin oder andere pflanzliche Gifte, wobei es bei allem selbstverständlich auf die Dosierung ankommt.

Von mehr als ungefähr 100 000 sekundären Pflanzenstoffen, die es in der Natur gibt, sind für unsere Ernährung etwa 5000 bis 10 000 relevant, und bisher sind nur wenige von ihnen näher untersucht worden. Zahlreiche Studien beweisen mittlerweile, dass etliche SPS tatsächlich dafür sorgen können, dass unser Organismus beispielsweise besser vor solchen Stoffen geschützt ist, die als krebsauslösend gelten: Weil sie auf den Hormonhaushalt einwirken, sind vor allem hormonell bedingte Krebsarten beeinflussbar. SPS führen dann dazu, dass die Kommunikation der Zellen untereinander besser funktioniert und entartete Zellen so schneller erkannt und von unserem Körper bekämpft werden. Doch das ist nicht alles:

- SPS bringen Schutz vor Infektionskrankheiten (sie sind also antibiotisch).
- Sie helfen beim Verdauungsprozess (antiobstipativ).

- Sie sorgen für eine bessere Fließfähigkeit des Blutes (antithrombotisch).
- Sie sind blutdrucksenkend (antihypertonisch).
- Sie schützen vor Veränderungen der Erbsubstanz (antigenetisch).
- Sie wehren schädliche freie Radikale ab (antioxidativ).
- Sie wirken positiv auf unser Immunsystem (immunstimulierend).

Derzeit werden die sekundären Pflanzenstoffe zunächst nach Gruppen unterschieden, wobei man sich an ihrer chemischen Struktur orientiert. Es würde zu weit führen, dies hier zu erläutern – schließlich geht es »nur« um Ingwer. Sie finden aber im Anhang entsprechende Links zu weiterführenden Informationen.

Die wichtigsten SPS

Wohl am bekanntesten unter den sekundären Pflanzenstoffen sind die Carotinoide. Sie sind für die oft bunten Farben von Obst und Gemüse »zuständig«.

Polyphenole sind Farb-, Geschmacks- und Geruchsstoffe, und

Sulfide zählen zu jenen Geschmacksstoffen, die wir aus Zwiebelgewächsen wie Schnittlauch, Knoblauch oder Zwiebeln kennen.

Alkaloide sind noch relativ unerforscht, man weiß jedoch, dass sie oft anregend wirken. Sie sind im Kakao, in Tee und Kaffee sowie in koffeinhaltigen Getränken enthalten.

Terpene wirken antimikrobiell und entzündungshemmend und gehören zu den Hauptbestandteilen der ätherischen Ingweröle. Sie haben antimikrobielle und entzündungshemmende Eigenschaften.

Hier eine kleine Tabelle zur Übersicht der bekanntesten sekundären Pflanzenstoffe und ihrer Wirkung:

Welcher SPS?	Welche Wirkung?
Allicin	Verringert die Infarktgefahr.
Carotinoide (Farbstoffe)	Sollen krebsvorbeugend wirken und stärken das Immunsystem.
Flavonoide	Bekämpfen Bakterien und wirken gegen freie Radikale.
Glucosinolate	Sollen krebsvorbeugend wirken und schützen vor Mikroben.
Isothiocyanate (Senföle)	Sollen krebsvorbeugend wirken und bekämpfen bakterielle Infektionen.
Lektine	Senken den Blutzuckerspiegel.
Lycopin	Reduziert das Herzinfarktrisiko und soll gegen Prostatakrebs vorbeugend wirken.
Monoterpene (Aromastoffe)	Sollen allgemein krebsvorbeugend wirken.
Phenolsäuren	Sollen krebsvorbeugend wirken und vor bakteriellen Infektionen schützen.
Phytinsäure	Beeinflusst den Blutglukosespiegel positiv.
Phytoöstrogene	Sollen krebsvorbeugend wirken und sind antioxidativ.
Phytosterine	Senken den Cholesterinspiegel und sollen krebsvorbeugend wirken.

Polyphenole	Sollen krebsvorbeugend wirken, schützen vor Mikroben, sind antioxidativ und entzündungshemmend.
Proteaseinhibitoren	Sollen krebsvorbeugend wirken, regulieren den Blutzuckerspiegel und sind entzündungshemmend.
Saponine (Bitterstoffe)	Sollen krebsvorbeugend wirken, senken den Cholesterinspiegel und wirken gegen Bakterien, Viren und Pilze.
Sulfide	Wirken antimikrobiell, antioxidativ und wohl auch krebsvorbeugend.

Ingwer enthält vor allem die Phytonährstoffe Gingerole und Shogaole. Sie sorgen nicht nur für den scharfen Geschmack, sondern sind außerdem ausgesprochen bioaktive SPS. All das macht den Ingwer so besonders.

Kapitel 4 Was macht den Ingwer so besonders?

Der Geschmack von Ingwer wird als scharf und würzig beschrieben. Das liegt an seinen ganz besonderen Inhaltsstoffen. Erst seit etwa dreißig Jahren werden die sekundären Pflanzenstoffe und ihre Wirkung auf den menschlichen Körper erforscht. Erst nach und nach wird herausgefunden – und das ist bei der überwältigend großen Anzahl bisher bekannter SPS kein Wunder! –, woraus sie bestehen, welche Variationen es gibt, welche chemischen Verbindungen sie eingehen und welchen Einfluss sie auf unseren Organismus haben.

In frischem wie getrocknetem Ingwer machen vor allem zwei Gruppen dieser sekundären Pflanzenstoffe den besonderen Charakter aus:

- Ätherische Öle
- Oleoresine (Ölharze, nicht flüchtige Scharfstoffe)

Ätherische Öle

Duft- und Aromastoffe, die von Pflanzen produziert werden, werden ätherische Öle genannt. Sie bestehen, rein chemisch gesehen, aus einer breiten Mischung verschiedener sekundärer Pflanzenstoffe. Ein ätherisches Öl kann aus Hunderten von Einzelstoffen bestehen – beim Ingwer sind momentan etwa 150 nachgewiesen. Pflanzen kommunizieren unter anderem mit solchen Duftstoffen: Mit manchen wehren sie Fressfeinde oder Schädlinge ab, mit anderen locken sie Insekten zur Bestäubung an.

Ätherisch nennt man diese Öle deshalb, weil sie im Gegensatz zu »fetten Ölen« wie beispielsweise Kokos- oder Olivenöl »flüchtig« sind, also in der Luft verdunsten und damit den Pflanzen die Kommunikation erleichtern oder sogar erst möglich machen. Es gibt sogar Hinweise darauf, dass Pflanzen sich mit solchen Stoffen selbst kurieren oder bei Schädigungen die Wundheilung beschleunigen können.

Nach heutigem Stand der Wissenschaft sind etwa 2300 Pflanzen dazu in der Lage, ätherische Öle herzustellen. Dies kann in allen Pflanzenteilen geschehen: in der Blüte und im Blatt, in der Wurzel, in den Samen, bei Sträuchern und Bäumen sogar im Holz. Bei Ingwer kommen ätherische Öle vor allem im Rhizom vor.

Ätherische Öle als Naturheilmittel

Bekannt waren diese flüchtigen Stoffe schon bei den alten Ägyptern: Sie destillierten Zedernöl. Im antiken Griechenland beschreibt Dioskurides Destillationsverfahren für die Herstellung ätherischer Pflanzenöle. Erst im 17. Jahrhundert jedoch wurden sie, und zwar erstmals in der Provence, gezielt bei bestimmten Beschwerden verordnet. Seit gut 130 Jahren werden ätherische Öle wissenschaftlich analysiert und geprüft. Aus der Naturheilkunde kennt man beispielsweise Eukalyptus und Menthol für die Behandlung von Atemwegserkrankungen, Fenchel, Kümmel, Anis und Ingwer gegen Magen-Darm-Beschwerden, Salbei und Kamille gegen Entzündungen. Aromatherapie und Phytotherapie nutzen die heilenden Kräfte ätherischer Öle ebenfalls.

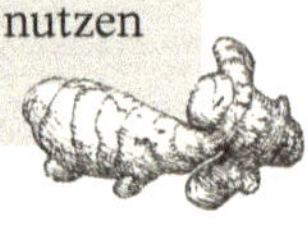

Nicht alle Pflanzen enthalten genügend ätherische Öle, um sie gewerblich zu nutzen. Wenn sie natürlicherweise nur in sehr geringer Konzentration vorkommen, sind sie für den kommerziellen Handel kaum geeignet. Ingwer allerdings enthält zwischen einem und drei Prozent, das *Europäische Arzneibuch* sieht vor, dass für eine ganze oder geschnittene Droge (so der Fachausdruck für medizinisch verwertbare Pflanzenteile) ein Mindestanteil von eineinhalb Prozent an ätherischen Ölen vorliegen muss. Derzeit gibt es auf dem Markt etwa 120 verschiedene ätherische Öle.

Das Interessante beim Ingwer: Sein Rhizom enthält ein ätherisches Öl aus mehr als 150 einzelnen Bestandteilen, und diese wiederum unterscheiden sich je nach Herkunft. Was wir als typischen Geruch einer frisch aufgeschnittenen Ingwerknolle wahrnehmen, entsteht durch solche Bestandteile – im konkreten Fall durch die zitronigen Düfte von Neral und Geranial in Kombination von Zingiberol.

Wissenschaftlich ist mittlerweile bestätigt, dass die ätherischen Öle des Ingwers antibiotisch wirken: Sie sorgen dafür, dass das Wachstum bestimmter Bakterien vermindert oder sogar ganz verhindert wird. Im konkreten Fall ist dies für solche Krankheitserreger nachgewiesen, die Durchfall und Erbrechen hervorrufen.

Oleoresine, nicht flüchtige Scharfstoffe

Unter einem Oleoresin versteht man Extrakte, die aus Pflanzenteilen gewonnen werden und auf die sich Farbe oder Geschmack zurückführen lassen. Beim Ingwer sind für den Geschmack zwei Gruppen chemischer

Stoffe verantwortlich, dass das Rhizom – vor allem bei Sorten aus Indien und Afrika, die als besonders *hot and spicy* gelten – so scharf ist: die schon erwähnten Komponenten Gingerol und Shogaol. Wie intensiv die Schärfe tatsächlich ist, hängt aber nicht nur von der Herkunft ab, sondern ebenso von der Beschaffenheit des Ingwers: Frische Knollen schmecken milder, getrocknete schärfer. Beim Kochen verändert sich der Geschmack erneut: Denn beim Garvorgang werden chemische Bindungen in den Gingerolen »aufgebrochen« – und das führt zu dem typisch würzig-scharfen Ingweraroma.

Die Länge der Molekülkette entscheidet, ob ein Gingerol mehr oder weniger scharf ist. Die Faustformel lautet: Kurzkettig ist schärfer, langkettig ist milder. Keinesfalls kann man Ingwer-Schärfegrade aber mit jenen von Pfeffer oder Paprika/Chili vergleichen: Gegen diese beiden ist Ingwer harmlos, wie jeder weiß, der schon einmal in eine frische Chilischote gebissen hat.

Bislang sind im Ingwer sechs Scharfstoffe nachgewiesen. Bei Temperaturerhöhung ändern sich deren chemische Strukturen: Die Ingwerknolle trocknet aus, dabei werden Gingerole dehydratisiert, und es entstehen Shogaole – ebenfalls natürliche Inhaltsstoffe, die aber erst durch den Trockenvorgang »aktiv« werden und die Schärfe erhöhen. Das geschieht übrigens auch, wenn man eine frische Ingwerknolle kurz anbrät oder kocht: Der scharfe Geschmack wird intensiver. Bei längeren Garzeiten verliert sich die Schärfe wieder.

Shogaole – Kennzeichen für die Frische

Shōga ist das japanische Wort für Ingwer, und so lag es nahe, dass der japanische Chemiker Hiroshi Nomura, der diesen Stoff in Japan 1918 zum ersten Mal aus einem Ingwerrhizom destilliert und identifiziert hat, ihn »Shogaol« nannte. Der Scharfstoff kommt natürlicherweise im Rhizom vor, allerdings nur in geringen Mengen. Die Quantität erhöht sich nach einer chemischen Reaktion, die eintritt, wenn etwa eine Ingwerknolle nach einiger Lagerzeit nach und nach trockener wird. Wissenschaftler können aufgrund der Menge der Shogaole, die in einer Probe vorhanden sind, genau feststellen, wie frisch das untersuchte Stück Ingwer ist: je trockener, desto mehr an Shogaolen – und damit desto älter und weniger frisch.

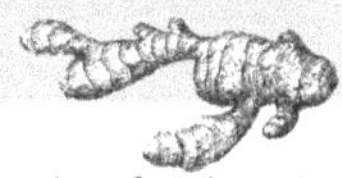

Man muss allerdings wissen, dass die Schärfe der Gingerole und vor allem der Shogaole durchaus eine positive Wirkung auf unseren Organismus hat: Es gibt mittlerweile etliche Studien, die nachweisen, dass diese Scharfstoffe sowohl als Antioxidans (Entzündungshemmer) als auch als Antiemetikum (Mittel gegen Übelkeit und Erbrechen) wirken.

Besondere Wirkstoffe im Detail

Ätherische Öle und Scharfstoffe sind nicht die einzigen Besonderheiten, die im Ingwer versteckt sind. Entscheidend ist nicht nur jeder einzelne Wirkstoff, sondern auch die Kombination, in der er auftritt. Hier finden Sie eine kleine Auflistung der wichtigsten Wirkstoffe. Die Angaben zur Menge des jeweiligen Gehalts stammen von der USDA, dem U.S. Department of Agriculture, also dem US-amerikanischen Landwirtschaftsministerium (den entsprechenden Link finden Sie neben vielen anderen im Anhang).

Arginin und Asparagin

Arginin und Asparagin (auch L-Arginin und Asparaginsäure genannt) sind semi-essenzielle Aminosäuren. Das bedeutet, unser Körper kann sie zwar selbst herstellen, benötigt aber unter bestimmten Lebensumständen (etwa im Wachstum, in der Schwangerschaft oder im Alter) eine erhöhte Zufuhr über Lebensmittel. Für Neugeborene ist Arginin eine essenzielle Aminosäure, sie hilft beim Aufbau von Proteinen. Beide Stoffe – Arginin und Asparagin – braucht der Organismus, um andere Aminosäuren zu bilden. Sie gehören damit zu den insgesamt einundzwanzig proteinogenen Aminosäuren.

- 100 Gramm Ingwer enthalten 0,043 Gramm Arginin.
- 100 Gramm Ingwer enthalten 0,208 Gramm Asparaginsäure.

Flüchtige Stoffe (ätherische Öle)

Es gibt eine ganze Reihe von chemischen »Zutaten«, die aus den ätherischen Ölen des Ingwerrhizoms destilliert werden können. Sie sind vor allem für Geschmack und Geruch verantwortlich. Neben Borneol, das vor allem den Geschmack, aber auch den Geruch von Ingwer ausmacht, findet man in Ingweröl noch viele weitere Stoffe: Citral, Citronella, Limonen und Neral liefern den leicht »zitronigen« Geruch, ebenso wie Geranial und Geraniol. Der »Ingwergeruch« kommt vor allem von Zingiberol. Einigen dieser flüchtigen Stoffe hat man schon seit Langem bestimmte Eigenschaften zugeschrieben:

- Der Duftstoff Geraniol soll nach arabischer und antiker griechischer Heilkunde bei Kopfschmerzen, außerdem bei Beschwerden des Magen-Darm-Trakts helfen. Nachgewiesen ist eine antifungale Wirkung, also eine, die bei durch Pilze verursachte Erkrankungen anschlägt.
- Curcumin sorgt nicht nur für Gelbfärbung, sondern wird in der Traditionellen Chinesischen Medizin und in der Ayurveda-Heilkunde bei Unterleibsschmerzen und Atemwegserkrankungen verordnet. Vor einiger Zeit wurde Curcumin noch als Gegenmittel für verschiedene Krankheiten beworben (Diabetes, Demenz, Arthrose) – doch die entsprechenden Studien sind alle zurückgezogen worden oder waren nicht valide, das heißt, die Daten hielten wissenschaftlichen Überprüfungen nicht stand. In der EU (und damit auch in Deutschland) ist es verboten, mit gesundheitlichen Aspekten für Nahrungsergänzungsmittel zu werben.
- Man weiß inzwischen, dass etliche dieser flüchtigen Stoffe dazu beitragen, Magen- und Verdauungsprobleme positiv zu beeinflussen.

Cystein

Cystein ist eine semi-essenzielle, schwefelhaltige Aminosäure. Weil unser Körper sie nicht immer selbst herstellen kann, abhängig von unserer Lebensphase und unserem Gesundheitszustand, müssen wir einen eventuellen Mangel über die Ernährung ausgleichen. Für Neugeborene ist es eine essenzielle Aminosäure.

Cystein gilt als Antioxidans und ist außerdem Baustein für andere Aminosäuren, die zum Aufbau der Zellen in unserem Organismus beitragen.

- 100 Gramm Ingwer enthalten 0,008 Gramm Cystein.

Diarylheptanoide

Diarylheptanoide sind sekundäre Pflanzenstoffe, die in Ingwer, Galgant und Kurkuma vorkommen. Sie werden seit einigen Jahren sehr intensiv erforscht und gehören zu den Scharfstoffen. Sowohl in der Traditionellen Chinesischen Medizin als auch in der Ayurveda-Heilkunde oder der japanischen Phytotherapie Kampo (*kampo* bedeutet auf Japanisch »chinesische Medizin«) werden Diarylheptanoide als Mittel Bei Magen-Darm-Störungen verordnet. Pharmakologische Untersuchungen ergaben, dass diese Pflanzenstoffe eine antiinflammatorische (entzündungshemmende), antihepatotoxische (gegen Lebergifte angehende), antifungale und antibakterielle Wirksamkeit haben.

Gingerole und Shogaole

Gingerole und Shogaole sind die beiden wichtigen »Scharfmacher« im Ingwer. Wie bereits erwähnt, werden beide Gruppen intensiv erforscht. Erste Ergebnisse zeigen, dass sie gegen Entzündungen wirken. Auch die antioxidativen und antimikrobiellen (das Wachstum von Pilzen, Bakterien und Viren hemmenden) Eigenschaften sind nachgewiesen, man vermutet außerdem eine antikarzinogene Wirkung.

Glutaminsäure und Glyzin

Glutaminsäure und Glyzin sind semi-essenzielle Aminosäuren. Unser Organismus kann sie zwar selbst herstellen, aber je nach Gesundheitszustand und Lebensphase benötigen wir über unsere Nahrung eine erhöhte Zufuhr. Beide sorgen dafür, dass andere Aminosäuren aufgebaut werden können. Glutaminsäure sorgt für die Energiezufuhr in den Zellen des Magen-Darm-Trakts und des Immunsystems. Glyzin ist nicht nur ein Baustein von körpereigenen Antioxidanzien und wichtig für die Blutbildung, sondern auch Bestandteil von Infusionslösungen zur parenteralen Ernährung (das ist der medizinische Fachausdruck für die Ernährung mittels Infusion).

- 100 Gramm Ingwer enthalten 0,162 Gramm Glutaminsäure.
- 100 Gramm Ingwer enthalten 0,043 Gramm Glycin.

Histidin

Histidin ist eine semi-essenzielle Aminosäure. Gemeinsam mit Arginin rechnet man Histidin zu den basischen Aminosäuren. Bei beiden Aminosäuren ist es wichtig, dass sie in bestimmten Lebensphasen (Wachstum, Schwangerschaft, Alter) erhöht durch entsprechende Nahrungsmittel zugeführt werden. Für Neugeborene ist es eine essenzielle Aminosäure. Histidin ist Bestandteil von Infusionslösungen.

- 100 Gramm Ingwer enthalten 0,03 Gramm Histidin.

Isoleucin, Leucin und Lysin

Isoleucin, Leucin und Lysin sind essenzielle Aminosäuren. Das bedeutet: Unser Organismus kann sie nicht selbst produzieren, wir müssen sie über die Nahrung aufnehmen. Isoleucin ist ein Bestandteil von Infusionslösungen (zur parenteralen Ernährung) und wird bei Kranken mit Verdauungsstörungen im Rahmen einer »chemisch definierten Diät« verwendet. Leucin ist – neben der Verwendung in Infusionslösungen – für den Muskelaufbau wichtig und kommt in Nahrungsergänzungsmitteln vor, die im Kraftsport benutzt werden. Lysin wird zur Beschleunigung der Wirksamkeit schmerzstillender Medikamente eingesetzt.

- 100 Gramm Ingwer enthalten 0,051 Gramm Isoleucin.
- 100 Gramm Ingwer enthalten 0,057 Gramm Lysin.
- 100 Gramm Ingwer enthalten 0,074 Gramm Leucin.

Methionin und Phenylalanin

Methionin und Phenylalanin sind ebenfalls essenzielle Aminosäuren. Da unser Körper sie nicht selbst herstellen kann, müssen sie von außen, also mit der Nahrung zugeführt werden. Methionin ist eine schwefelhaltige Aminosäure und wird medizinisch eingesetzt, um die Wirkung von Antibiotika zu optimieren, das Bakterienwachstum nach einer Blasenentzündung zu hemmen und zu verhindern, dass sich Nierensteine neu bilden. Die aromatische Aminosäure Phenylalanin spielt eine wichtige Rolle in unserem Stickstoff-Stoffwechsel.

- 100 Gramm Ingwer enthalten 0,013 Gramm Methionin.
- 100 Gramm Ingwer enthalten 0,045 Gramm Phenylalanin.

Phytohormone

Phytohormone sind – wie die Hormone im menschlichen Organismus – Botenstoffe, nur eben in der Pflanze (*phyto* bedeutet »Pflanze« auf Griechisch). Sie steuern Wachstum und Entwicklung. Man unterscheidet primäre, also »echte« Phytohormone und solche, die sekundäre Pflanzenstoffe sind, aber diese wichtigen Aufgaben der Phytohormone übernehmen. Wechselwirkungen und Mechanismen sind noch kaum erforscht, man setzt Phytohormone jedoch bereits in der Landwirtschaft und im Gartenbau zur Regulierung des Wachstums ein. Vermutet wird, dass bestimmte Phytohormone im Ingwer bei Wechseljahresbeschwerden gegen Hormonschwankungen hilfreich sein können.

Prolin, Serin und Tyrosin

Prolin, Serin und Tyrosin sind nicht-essenzielle Aminosäuren und zwei von vielen Grundbausteinen der Proteine. Unser Körper kann sie selbst herstellen. Dennoch ist eine weitere Zufuhr über die Nahrung sinnvoll. Prolin ist wichtig für die Bildung von Kollagen, dem Protein, aus dem unser Bindegewebe und unsere Knochen bestehen. Serin gehört zu den Bausteinen vieler Proteine (auch von Kollagenen) und wirkt auf die Enzyme des Verdauungssystems, auf die Blutgerinnung und das Nervensystem. Tyrosin ist mit für die Struktur und den Aufbau anderer Aminosäuren verantwortlich, hilft aber auch bei der Bildung der Schilddrüsenhormone und von Neurotransmittern fürs zentrale Nervensystem. Tyrosin ist für Neugeborene und Kinder eine essenzielle Aminosäure, weil ihr Körper Tyrosin noch nicht selbst produzieren kann.

- 100 Gramm Ingwer enthalten 0,041 Gramm Prolin.
- 100 Gramm Ingwer enthalten 0,045 Gramm Serin.
- 100 Gramm Ingwer enthalten 0,02 Gramm Tyrosin.

Threonin, Tryptophan und Valin

Threonin, Tryptophan und Valin sind essenzielle Aminosäuren, das heißt, dass unser Organismus nicht in der Lage ist, sie zu produzieren, und wir sie über die Nahrung aufnehmen müssen. Alle drei Aminosäuren sind Bestandteil von Infusionslösungen für die parenterale Ernährung. Threonin wird bei Patienten einer »chemisch definierten Diät« eingesetzt, wenn sie unter Verdauungsstörungen leiden. Tryptophan gilt als Vorstufe von zwei Hormonen: dem »Schlafhormon« Melatonin, das dafür sorgt, dass unser Ruherhythmus funktioniert, und dem »Glückshormon« Serotonin, das für unsere gute Laune unerlässlich ist. Außerdem ist Tryptophan das Provitamin für das wasserlösliche Vitamin Niacin (früher Vitamin B_3). Valin gilt als Energielieferant für unsere Muskeln und ist sicher auch deshalb Bestandteil von Energiedrinks.

- 100 Gramm Ingwer enthalten 0,035 Gramm Threonin.
- 100 Gramm Ingwer enthalten 0,012 Gramm Tryptophan.
- 100 Gramm Ingwer enthalten 0,073 Gramm Valin.

Heilpflanze des Jahres 2018

Seit mehr als dreißig Jahren – nämlich seit 1990 – wird in Deutschland die »Heilpflanze des Jahres« ausgerufen. Zunächst geschah dies durch den Verein Heilkräuterfreunde Deutschland, seit 2003 hat diese Aufgabe der NHV Theophrastus (Paracelsus e. V.) übernommen. Für 2018 wurde der Ingwer gewählt.

Heilpflanze und Arzneipflanze des Jahres – der Unterschied

Die »Heilpflanze des Jahres« wird durch den Verein zur Förderung der naturgemäßen Heilweise nach Paracelsus vorgestellt. Vorschläge kann jeder einreichen, nach eigenen Angaben des NHV entscheidet dann eine unabhängige Jury aus Biologen, Ärzten, Heilpraktikern und Apothekern über die endgültige Wahl.

Die »Arzneipflanze des Jahres« stellt der Studienkreis »Entwicklungsgeschichte der Arzneipflanzenkunde« am Institut für Geschichte der Medizin der Universität Würzburg vor. Dies geschieht seit 1999, zuvor (seit 1987) wurde die Wahl durch den Verband Deutscher Drogisten (VDD) durchgeführt. In der Jury sind bekannte Wissenschaftler vertreten, seit 2020 auch Angehörige des Deutschen Apotheken-Museums und des Deutschen Medizinhistorischen Museums.

Anliegen beider Gruppen ist es, die Wichtigkeit und Wertigkeit von Pflanzen innerhalb der historischen und modernen Medizin herauszustellen. Man mag darüber diskutieren, welche Wahl die »wichtigere« oder gar »seriösere« sein mag – Tatsache ist jedoch, dass sicher beide der Verbreitung der Pflanzenheilkunde dienlich sind.

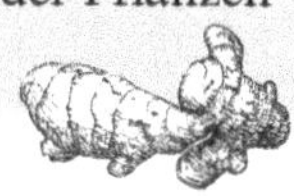

Ziel der Wahl zur Heilpflanze des Jahres 2018 war es, so die Begründung der Auswahl, den Ingwer in Bezug auf seine Heilkräfte ins Licht der Öffentlichkeit zu rücken. Als Aromat und Gewürz in der Küche hätte er ja bereits seit den Siebzigerjahren seinen Siegeszug angetreten, doch die arzneilichen Effekte der Knolle seien der breiten Öffentlichkeit nicht unbedingt bewusst.

Offiziell festgestellte Heilwirkungen

Das Herbal Medicinal Product Committee (HMPC) hat auf europäischer Ebene Ingwer als »medizinisch allgemein anerkannt« eingestuft. Eindeutig gesichert sind mittlerweile zwei Anwendungsbereiche in der Humanmedizin:

1. Ingwer als Vorbeugung gegen Reisekrankheit (von allgemeiner Übelkeit bis hin zum Erbrechen).
2. Ingwer zur Behandlung von Magen-Darm-Beschwerden, die mit leichten Krämpfen einhergehen.

Tagtäglich gewinnen Wissenschaftler neue Erkenntnisse über die Heilkräfte, die in Pflanzen stecken. Auf der ganzen Welt wird seit etlichen Jahren in dieser Richtung geforscht. Denn: Gerade in der Phytotherapie stecken noch ungeahnte Möglichkeiten.

Weitere Ingwer-Therapien

Selbst wenn bis jetzt nur zwei Einsatzgebiete für die Heilkraft des Ingwers offiziell durch die European Medicines Agency (Europäische Arzneimittel-Agentur; EMA) in Amsterdam anerkannt und bestätigt sind: Es gibt zahlreiche Studien, die nahelegen, dass Ingwer und seine besonderen Inhaltsstoffe bei vielen anderen Beschwerden hilfreich sind. Und zwar nicht ausschließlich für die Wellness, also »nur« für unser Wohlbefinden, sondern konkret als Arznei oder Therapieunterstützung. Die oben erwähnten besonderen Inhaltsstoffe – ob ätherische Öle oder Scharfstoffe, ob Aminosäuren oder Phytohormone – sind bei Weitem noch nicht bis ins letzte Detail erforscht. Und die Kombination aller im Ingwerrhizom enthaltenen Stoffe kann womöglich noch erheblich umfangreichere Wirkungen erzielen.

Ingwer fürs Immunsystem

Es existieren einige Untersuchungen, die als sehr wahrscheinlich erscheinen lassen, dass manche Inhaltsstoffe des Ingwers für die Stärkung unseres Immunsystems sorgen. Als Hausmittel wird dem Ingwer diese Wirkung schon lange bescheinigt. Und so verwundert es nicht, dass jedes Jahr zur Grippe- und Erkältungszeit die Knolle als bewährtes Gegenmittel beschrieben und in den Medien und im Internet verbreitet wird. Möglicherweise ist dies mit ein Grund dafür, dass in der COVID-19-Pandemie der Ingwerverbrauch anstieg. Teilweise kommt es immer noch zu einem Engpass auf dem Weltmarkt, denn durch das Coronavirus fielen weltweit Erntehelfer aus. Schwache Ernteerträge und verzögerte Lieferungen aus Übersee sorgen dafür, dass die Preise für Ingwer nicht stabil sind.

Ingwer nicht nur in der Küche verwenden

Neben dem Gebrauch von Ingwer in der Küche können die wertvollen Inhaltsstoffe der Knolle auch aus gesundheitlichen Gründen eingesetzt werden. Der Nachteil für alle Selbstzubereitungen – also Tee, Pulver, Frischware oder Tinktur/Öl – ist, dass Sie keine genauen Angaben über die Quantität der wertvollen Ingwer-Inhaltsstoffe haben. Andererseits ist im Zuge einer ausgewogenen und abwechslungsreichen Ernährung Ingwer eine Komponente, die man leicht in den Tagesablauf »einbauen« kann.

Bevor wir zum Praxisteil »Ingwer fürs Wohlbefinden« kommen, hier eine kleine Übersicht, wie man die Knolle als Heilmittel am besten zu sich nimmt:

- Als Tee: Ingwertee ist leicht zuzubereiten. Die Schärfe können Sie individuell variieren. Außerdem ist Ingwertee problemlos mit anderen Arzneipflanzen (oder Aromen) kombinierbar.
- Als Tinktur oder Öl: Tinkturen und Öle mit Ingwer sind gut herzustellen. Wer viel unterwegs ist oder über einen längeren Zeitraum eine »Ingwerkur« machen möchte, ist mit einer Tinktur oder einem Öl gut bedient.
- Als frisches Rhizom-Stück: Ingwer ist eines der wenigen Gewürze, die man »einfach so«, wie einen Apfel, essen kann. Aber Vorsicht: Je nach Sorte und Herkunft kann Ingwer sehr scharf im Geschmack sein. Sind Sie da empfindlich, ist es sicher besser, kandierten Ingwer zu essen (selbst wenn Sie damit relativ viel Zucker zu sich nehmen).
- Als Pulver: Getrockneter Ingwer, zu Pulver verarbeitet, wird vor allem als Gewürz eingesetzt – aber man kann damit auch Smoothies oder Gesundheitsdrinks würzen. Nachteil beim Ingwerpulver ist, dass die wichtigen ätherischen Öle der Ingwerknolle rasch verfliegen und damit dem Organismus nicht mehr zugutekommen.
- Als pharmazeutisches Präparat: Mittlerweile gibt es zahlreiche Kapseln oder Lutschbonbons, die Ingwer als Einzeldroge oder in Kombination mit Vitaminen und/oder anderen Arzneipflanzen enthalten. Sie sind in Apotheken und Drogerien erhältlich und in der Herstellung standardisiert. Die Konzentration der Inhaltsstoffe ist beim Einnehmen daher stets gleich. Solche Präparate eignen sich gut für unterwegs (gerade bei Reisekrankheit). Kapseln als pharmazeutisches Ingwerpräparat sind kein Medikament, sondern

gelten als Nahrungsergänzungsmittel. Sie eignen sich nicht unbedingt für den täglichen Gebrauch und sind keinesfalls eine vernünftige Alternative zu einer abwechslungsreichen und ausgewogenen Ernährung.

Kapitel 5 Aus der Praxis: Ingwer fürs Wohlbefinden

Körperliche Gesundheit, Geist und Seele in der Balance – das ist wohl die einfachste und klarste Definition von Wohlbefinden. Wir sagen heute oft »Wellness« dazu. Dieses Wort ist jedoch gar nicht so modern, wie wir vielleicht glauben. Denn bereits 1654 hat der schottische Richter und Staatsmann, Lord Wariston, Sir Archibald Johnston (1611–1663) in seinen Tagebüchern das Wort *wealnesse* als Beschreibung für »gute Gesundheit« verwendet.

Woher stammt der Begriff »Wellness«?

Die Bezeichnung wurde 1959 in den USA »erfunden« und zwar entstand der Begriff aus den englischen Wörtern *well-being* (für Wohlbefinden) und *fitness* (für körperliche Leistungsfähigkeit). Die Weltgesundheitsorganisation (WHO) hatte bereits 1946 die Definition von »Gesundheit« nicht lediglich auf den Körper und sein »Funktionieren« beschränkt. In der Verfassung der WHO steht wörtlich: »Gesundheit ist ein Zustand des vollständigen körperlichen, geistigen und sozialen Wohlergehens und nicht nur das Fehlen von Krankheit oder Gebrechen.« – genau das also, was wir anstreben und was uns all jene versprechen, die mit dem Konzept Wellness werben und damit eine Kombination von Wohlbefinden, Spaß und Fitness meinen.

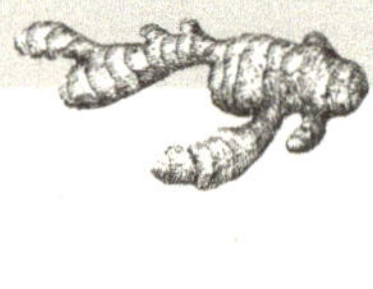

Die Balance muss stimmen

Wenn wir uns rundum gut fühlen, wenn die Harmonie unserer körperlichen, geistigen und seelischen Befindlichkeit im Einklang ist, kann von Wohlbefinden gesprochen werden. Wer diese ausgeglichene Bilanz anstrebt, wird in seiner Ernährung auf Ausgewogenheit und Vielfalt achten, wird eher versuchen, seinen Körper nicht mit pharmazeutischen Mitteln »fit« zu halten, sondern greift, wenn möglich und ratsam, auf natürliche Methoden zurück. Phytotherapie – also Pflanzenheilkunde – gibt uns die Möglichkeit, Wirkstoffe aus der Natur für unser Wohlbefinden einzusetzen. Die Kombination der Inhaltsstoffe im Ingwer hilft uns dabei, denn sie wirken in vielen Bereichen des Körper so gut, dass Mangelerscheinungen und Beschwerden gar nicht erst aufkommen oder schnell vermindert werden.

Wichtige Hinweise!

Sie finden hier ausschließliche Rezepte zur Anwendung von frischem oder getrocknetem Ingwer, nicht jedoch zu Ingwerpräparaten (die Sie in der Apotheke bekommen können und in denen Ingwer hochdosiert enthalten ist). Bei frischem oder getrocknetem Ingwer gibt es keine nachweisbaren negativen Nebenwirkungen. Dennoch sollten Sie wissen, dass es beim Genuss von frischem Ingwer in größeren Mengen bei empfindlichen Menschen zu Magenreizungen kommen kann, zu Sodbrennen, Durchfall oder Blähungen.

Bei Mengen von bis zu fünfzig Gramm frischem Ingwer (das entspricht etwa fünf Gramm Ingwerpulver) täglich haben Sie keine Probleme zu befürchten, vor allem nicht, wenn Sie ihn nicht »roh« essen, sondern als Tee zubereiten oder in Speisen und Getränken (Ingwerwasser, Smoothies) verwenden.

Während der Schwangerschaft sollte man mit größeren Mengen von frischem Ingwer vorsichtig sein. Sicherheitshalber sollten Sie ihn vor dem Genuss schälen, zumal, wenn Sie seine Herkunft nicht kennen: Ingwer aus China kann mit Pestiziden belastet sein.

Nicht nachgewiesen sind negative gesundheitliche Auswirkungen bei Patienten mit Herzproblemen, Gallensteinen, Diabetes oder Hypoglykämie (Unterzuckerung). Wenn Sie unsicher sind, halten Sie bitte Rücksprache in der Arztpraxis oder in der Apotheke. Dasselbe gilt, wenn Sie nicht genau wissen, ob erhöhter Ingwergenuss zu Wechselwirkungen mit Ihren verordneten Medikamenten führen könnte. Nur in der Arztpraxis oder Apotheke kann man Ihnen dazu detaillierte Auskunft geben.

Bei der Einnahme von Ingwerpräparaten halten Sie sich bitte an die Angaben auf dem Beipackzettel. Oder fragen in der Arztpraxis oder Apotheke nach.

Stärkung des Immunsystems

Gerade in den Jahren der Pandemie hat sich gezeigt, dass viele Menschen darauf bedacht sind, ihr Immunsystem zu stärken. Ingwer und seine Inhaltsstoffe, vor allem die sekundären Pflanzenstoffe, wirken antioxidativ: Sie sorgen dafür, dass Zellen und Zellwände in unserem Körper geschützt sind. Sie wirken auch immunstimulierend, indem sie die körpereigene Immunreaktion stärken.

Trinken Sie regelmäßig (am besten mehrmals pro Woche oder sogar täglich) Ingwertee, »Infused Ginger Water« oder einen Ingwer-Shot. Tee und Ingwerwasser kann man leicht als »Tagesration« für die übliche

Menge von eineinhalb bis zwei Litern Flüssigkeitszufuhr vorbereiten. Tee schmeckt heiß und kalt, ist also für Winter und Sommer gut geeignet. Um dem Immunsystem einen richtigen Schub zu geben, ist die Kombination von Ingwer, Kurkuma und schwarzem Pfeffer ideal.

Aufguss, Abkochung, Auszug oder »Infused Water« – der Unterschied

Aufguss nennt man es, wenn man zerkleinerte Kräuter (oder in unserem Fall: Ingwer in kleinen Stücken oder Scheiben) mit siedendem Wasser übergießt, etwa fünf Minuten ziehen lässt und das Ganze dann abseiht.

Bei einer Abkochung werden die Pflanzenteile bereits ins kalte Wasser gegeben und bis zum Sieden erhitzt. Etwa fünf bis zehn Minuten ziehen lassen und dann abseihen.

Ein Auszug wird gänzlich mit kaltem Wasser gemacht: den in feine Scheiben geschnittenen Ingwer mit Wasser übergießen, einige Stunden stehen lassen und anschließend abseihen. »Infused Water« ist der moderne (schicke) Ausdruck für den Kaltwasserauszug.

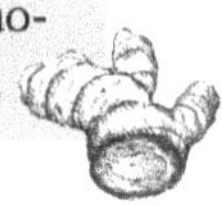

Ingwertee

Zutaten für 1 Tasse

250 ml Wasser

2–3 dünne Scheiben frischer Ingwer

Süßungsmittel nach Geschmack: Honig, brauner Zucker, weißer oder brauner Kandis, Sirup (Ahorn, Zuckerrübe, Agave)

Zubereitung

Wasser zum Kochen bringen, die Ingwerscheiben hineingeben und das Ganze mindestens fünf Minuten ziehen lassen. Abseihen und nach Geschmack süßen.

Tipp

- Wenn Sie den Tee beim Ziehen zudecken, wird der Geschmack intensiver, denn die ätherischen Öle verflüchtigen sich dann nicht so schnell.
- Je länger der Tee zieht, umso schärfer wird der Geschmack.

Ingwerabkochung

Zutaten für 1 Tasse

250 ml Wasser

2–3 dünne Scheiben frischer Ingwer

Süßungsmittel nach Geschmack: Honig, brauner Zucker, Kandis oder Sirup (Ahorn, Zuckerrübe, Agave)

Zubereitung

Die Ingwerscheiben ins kalte Wasser geben und bis zum Sieden erhitzen. Mindestens fünf Minuten ziehen lassen, abseihen und nach Geschmack süßen.

Tipp

- Wenn Sie den Tee beim Ziehen zudecken, wird der Geschmack intensiver, denn die ätherischen Öle verflüchtigen sich dann nicht so schnell.
- Je länger der Tee zieht, umso schärfer und intensiver wird der Geschmack.

Ingwerwasser (»Infused Ginger Water«)

Zutaten für 4 Gläser

1 l kaltes Wasser

2–3 cm frischer Ingwer, in dünne Scheiben geschnitten

Süßungsmittel nach Geschmack: Honig, brauner Zucker, Sirup (Ahorn, Zuckerrübe, Agave)

Zubereitung
In einem Glaskrug den in Scheiben geschnittenen Ingwer mit Wasser übergießen. Einige Stunden (noch besser über Nacht) im Kühlschrank ziehen lassen.

Tipp
- Ein Schuss Orangen- oder Zitronensaft vor dem Servieren bringt zusätzlich Vitamin C ins Glas. Minzblätter sorgen für Frische.

Booster fürs Immunsystem: Ingwer-Kurkuma-Shot

Zutaten für etwa 300 Milliliter
2–3 cm frischer Ingwer, in grobe Stücke geschnitten (Bio-Ware kann ungeschält bleiben) oder gerieben
2–3 cm frische Kurkuma, in grobe Stücke geschnitten oder gerieben
3 Zitronen (alternativ: 2 Orangen oder 4 Limonen)
Honig (alternativ: Agaven- oder Ahornsirup)
schwarzer Pfeffer aus der Mühle
¼ TL Pflanzenöl

Zubereitung
Zitrusfrüchte schälen, in Spalten zerteilen und mit Ingwer und Kurkuma in den Mixer geben. Gut durchmixen. Honig oder Sirup zugeben. Wem die Mischung zu breiig ist, noch etwas Zitrussaft extra dazugeben. Im Kühlschrank drei bis vier Stunden durchziehen lassen, abseihen, das Öl und den Pfeffer untermischen. Alles in sterile kleine (oder eine größere) Flaschen umfüllen. Im Kühlschrank sind die Shots etwa eine Woche haltbar (mit Saft »verlängert« unter Umständen kürzer). Pro Tag ein Fläschchen (etwa 40 ml) trinken – das ist etwa die Menge eines Schnapsglases.

Tipp

- Vor dem Trinken schütteln. Der Shot sollte »in einem Rutsch« zu sich genommen werden. Die Flüssigkeit brennt leicht im Mund.
- Die Zugabe von jeweils einem viertel Teelöffel Pflanzenöl kurz vor dem Trinken erleichtert es unserem Körper, alle wichtigen Inhaltsstoffe aufzunehmen und bestens zu verwerten.
- Wer einen empfindlichen Magen hat, sollte den Shot nicht nüchtern trinken.

Die berühmte Goldene Milch

In der indischen Ayurveda-Lehre gilt die »Golden Milk« als besonders anregendes, aber auch reinigendes Getränk. Man sollte darauf achten, dass alle Zutaten biologisch angebaut sind – auch die Gewürze! Diese Variante des Getränks können Sie problemlos und schnell frisch zubereiten.

Zutaten für 1 Person

300 ml Milch (alternativ: Pflanzenmilch ohne Zusatzstoffe)
2–3 cm frischer Ingwer
1 EL Kurkuma (falls Sie frische Kurkuma bekommen: 2–3 cm von der Knolle)
¼ TL schwarzer Pfeffer aus der Mühle
¼ TL Zimt
¼ EL Kokosöl
1 Prise Muskatnuss
Süßungsmittel nach Geschmack: Honig oder Sirup (Ahorn, Zuckerrübe, Agave)

Zubereitung

Ingwer in Stücke oder Scheiben schneiden und im Mixer pürieren. Milch und Gewürze zugeben und so lange mixen, bis alles gut vermischt ist.

Tipp

- Der Geschmack der Ingwermilch ist anfangs ungewohnt. Man kann durchaus mit weniger an Gewürzen experimentieren.
- Als Süßungsmittel bieten sich außerdem Datteln, Feigen oder andere süße Früchte an.
- Wer es besonders fein mag, gibt die Mischung – vor allem, wenn Früchte enthalten sind – vor dem Trinken durch ein feines Sieb.

Brotaufstrich: Hanf-Ingwer-Butter mit Kurkuma

Zutaten

150 g Hanfsamen, geschält
1 EL Hanföl
Zucker/Honig oder Salz nach Belieben
1–2 cm frischer, geriebener Ingwer
½ TL Kurkuma
¼ TL schwarzer Pfeffer aus der Mühle

Zubereitung

Die Hanfsamen im Mixer verkleinern, das Öl zugeben und alles so lange mixen, bis eine cremige Masse entsteht. Nach Belieben süßen oder salzen. Fein geriebenen Ingwer und die Gewürze gut mit der Hanfbutter mischen.

Tipp

- Man kann die Hanfbutter auch mit Gewürzen wie Curry, Paprika oder Chili verfeinern.
- Der Saft von Zitronen, Limetten oder Orangen verleiht der Butter eine besondere Frische und ein wenig fruchtige Säure.
- »Crunchy« wird Hanfbutter, wenn Sie kein Öl, sondern Butter verwenden (250 Gramm): einfach die gemörserten

Hanfsamen mit den anderen Zutaten unter die weiche Butter mischen.

Ingwer-Zitronen-Honig

Die Mischung von Ingwer mit Zitrusfrüchten – also vor allem Vitamin C – und Honig ist ebenfalls ein Booster fürs Immunsystem.

Zutaten
15 cm frischer Ingwer (Bio-Ware ungeschält)
200 g Bio-Zitronen oder -limonen
250 g Honig

Zubereitung
Zitronen oder Limonen heiß abwaschen, trocken tupfen und anschließend mit der Schale in grobe Stücke schneiden. Ingwer (bei fehlender Bio-Ware sollte man ihn mit einem Löffel schälen) in Scheiben schneiden und mit den Zitrusfrüchten im Mixer zu einem Brei verarbeiten. Um eventuelle Rückstände (von den Kernen oder Schalen) zu entfernen, streicht man die Masse durch ein feines Sieb und vermischt sie dann mit dem Honig. Die Masse in ein steriles Schraubglas füllen und im Kühlschrank drei bis vier Tage ziehen lassen, bevor man täglich einen Teelöffel davon einnimmt – entweder zum Frühstück aufs Brot oder in einem Glas Wasser. Der Ingwer-Zitronen-Honig hält, kühl und dunkel gelagert, mehrere Monate (also über den Winter).

Vorbeugung gegen Erkältung

Ingwer hilft, wenn es einen noch nicht so richtig »erwischt« hat, man aber fühlt, dass eine Erkältung im Anmarsch ist. Die Schärfe der frischen Knolle macht uns warm und sorgt für eine freie Nase. Achten Sie darauf, dass die Scharfstoffe sich nach und nach aus der Knolle im heißen Wasser lösen – deshalb sollte Tee mindestens fünf Minuten (besser zehn bis zwanzig Minuten) ziehen. Tasse oder Kanne sollten dabei zugedeckt bleiben, damit die ätherischen Öle nicht entweichen. Auch gegen Halsschmerzen hilft Ingwertee (siehe S. 103).

Ingwer-Zitronen-Tee gegen Schnupfen

Zutaten für 4 Tassen

2–3 cm frische Ingwerwurzel, gerieben oder in feine Scheiben geschnitten
Saft von 1 Zitrone
1 l Wasser
Süßungsmittel nach Geschmack: Honig, brauner Zucker, Kandis oder Sirup (Ahorn, Zuckerrübe, Agave)

Zubereitung

Wasser zum Kochen bringen, Ingwer zugeben und alles etwa zwanzig Minuten köcheln lassen. Etwas abkühlen lassen und den Zitronensaft zugeben. Nach Belieben süßen. Diese Mischung über den Tag verteilt trinken (kann lauwarm oder kalt sein).

Ingwer-Honig-Milch bei Halsschmerzen

Zutaten für 1 Tasse

2–3 cm frischer Ingwer, fein gerieben
¼ l Milch (alternativ: Pflanzenmilch)
1 EL Honig (alternativ: Agaven- oder Ahornsirup)

Zubereitung

Milch bis kurz vorm Aufkochen erhitzen. Ingwer mit dem Honig verrühren, anschließend diese Mischung mit der heißen Milch aufgießen. So heiß wie möglich trinken, auch mehrmals am Tag.

Ingwer-Erkältungsbad

Zutaten

Je 1 Beutel Pfefferminz- und Kamillentee

1 EL Anissamen

3–4 cm frischer Ingwer, in Scheiben geschnitten

1 l Wasser

Zubereitung

Alle Zutaten im Wasser aufkochen und gut zehn Minuten ziehen lassen. Abseihen und den Ingwer-Kräuter-Sud ins heiße Badewasser geben. Man sollte etwa zwanzig Minuten in der Wanne bleiben.

Alternative: Man mischt zwei Tassen Soda mit einer Tasse Epsom-Salz und gibt dazu fünf Tropfen ätherisches Ingweröl. Zwei bis drei Esslöffel des Badezusatzes ins laufende Badewasser schütten.

Hühnersuppe mit Ingwer – doppelt gut bei Erkältung?

Fast ein Drittel der Europäer greifen zur selbst gekochten Hühnersuppe, wenn sie eine Erkältung kommen fühlen oder es sie bereits erwischt hat. Heiße Suppe, viel Gemüse, wenig Fleisch – das tut den meisten Erkrankten gut. Es gibt, so Axel Lorentz, Ernährungsmediziner an der Universität Hohenheim, Anhaltspunkte dafür, dass Hühnersuppe antientzündlich wirkt, da bestimmte Eiweißbausteine Entzündungen hemmen sowie Körperzellen schützen. Ingwer enthält ebenfalls etliche dieser Aminosäuren. Was spricht also dagegen, die heilende Hühnersuppe bei der nächsten Erkältung mit Ingwer aufzupeppen? Wichtig ist in jedem Fall heiße Flüssigkeit – denn die Wärme sorgt für eine bessere Durchblutung, und dadurch gelangen Immunzellen besser überallhin. Schleim löst sich, und die Erkältungssymptome verschwinden.

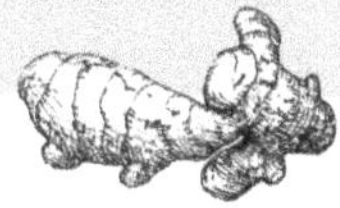

Magen-Darm-Beschwerden

Medizinisch als dyspeptische Beschwerden bezeichnet, umfasst diese Bezeichnung all das, was nicht auf eine Entzündung oder ein Geschwür im Magen oder Darm hinweist: also Völlegefühl, Blähungen, Sodbrennen. Ingwer kann solche Beschwerden gravierend verbessern – das zeigt nicht nur die Überlieferung altbekannter Hausmittel, sondern das fanden auch zahlreiche Studien heraus, die es zu diesem Themenbereich gibt.

Abgesehen von tatsächlichen Erkrankungen im gastroenterologischen Bereich – also allem, was zum Magen-Darm-Trakt und den umliegenden Organen gehört –, gibt es eher situationsbedingte Beschwerden:

- Weil wir zu viel oder zu wenig gegessen haben.
- Weil uns auf Reisen »schlecht« wird, weil wir Fahrten im Auto, Bus oder Zug, im Flugzeug oder auf See nicht vertragen.
- Auch eine Schwangerschaft führt oftmals zu Übelkeit und Erbrechen – gerade in der Anfangszeit ab der sechsten bis etwa zur vierzehnten Woche.

In diesen Fällen hat sich – was auch wissenschaftlich bestätigt wurde – Ingwer als heilsames Mittel erwiesen.

Kümmel-Ingwer-Tee zur Appetitanregung

Zutaten für 2 Tassen

15 g Kümmelsamen
15 g getrocknete Ingwerwurzel
30 g Süßholz
5 g Sternanis
½ l kochendes Wasser

Zubereitung

Die Kräuter und Gewürze mörsern und mischen. Ein Esslöffel der getrockneten Mischung mit einem halben Liter kochendem Wasser übergießen, zehn Minuten ziehen lassen, dann abseihen. Jeweils nach dem Essen eine Tasse des Kümmel-Ingwer-Tees trinken.

Ingwer-Zitronen-Aufguss gegen Blähungen

Neben »normalem« Ingwertee (siehe S. 103) hilft diese Mischung, die Vitamin C aus der Zitrone enthält, besonders rasch. Man trinkt sie auch nach dem Essen, um Blähungen zu vermeiden.

Zutaten für 1 Person

3 cm frischer Ingwer, in feinen Scheiben geschnitten
Saft von 1 kleinen Zitrone (alternativ: 2 kleine Limonen)
300 ml heißes Wasser
Süßungsmittel nach Geschmack: Honig, brauner Zucker, Kandis oder Sirup (Ahorn, Zuckerrübe, Agave)

Zubereitung

Ingwerscheiben und Zitronensaft mit dem heißen Wasser aufgießen und schluckweise trinken.

Völlegefühl

Wer weiß, dass ein reichhaltiges Essen bevorsteht, kann Ingwertee (siehe S. 103) prophylaktisch trinken. Es hilft auch, wenn man vor dem Essen ein Stück Ingwer kaut: frisch, getrocknet (wenn einem das nichts ausmacht) oder kandiert. Nach dem Essen helfen Ingwertee oder ein paar kleine Stückchen kandierter Ingwer.

Hypokras – Heilwein aus der Antike

Die Bezeichnung »Hypokras« geht auf Hippokrates zurück, den wohl berühmtesten Arzt des Altertums. Gewürzweine kannten schon die Römer der Antike, und so ist es nicht verwunderlich, dass der mit Honig und edlen Spezereien gewürzte Rotwein auch im Mittelalter an jeder höfischen Tafel gereicht wurde. Eine der Grundzutaten war Ingwer, und das hat seinen Grund: Hypokras galt als Heilwein, der das oft schwere Essen verdaulicher machte. Es gab sogar eine Variante mit Weißwein, die »Claret« genannt wurde und deren Rezept vom französischen Hof Karls V. stammt.

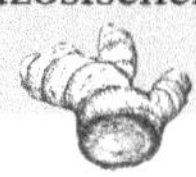

Claret: Gewürzter Weißwein gegen vollen Magen

Zutaten

1 l Weißwein
300 g Honig
10 g Zimt
50 g frischer Ingwer, fein gerieben
2 EL Rosenwasser
2 Gewürznelken, gemörsert
8 Kardamomkapseln, gemörsert

Zubereitung
Die Gewürze mit Wein übergießen und mehrere Stunden ziehen lassen. Den Honig zugeben und alles in einem großen Topf mehrmals aufkochen lassen. Abschäumen. Die Gewürz-Wein-Honig-Mischung durch ein Tuch abseihen. Am besten vor und nach dem Essen je ein Schnapsglas davon trinken (kalt oder warm).

Reisekrankheit

Mit einem Schwindelgefühl fängt es oft an (gerade auf See), mit Übelkeit und manchmal heftigen Erbrechen endet es: Viele Menschen haben Probleme mit dem Magen-Darm-Trakt, wenn sie auf Reisen sind. Das hängt damit zusammen, dass unser Gehirn überfordert ist: von der Geschwindigkeit; davon, keinen »festen Boden« unter den Füßen zu haben; davon, dass wir möglicherweise entgegen der Fahrtrichtung sitzen. Das Auge sowie das Gleichgewichtsorgan im Ohr senden dem Gehirn unterschiedliche, ja widersprüchliche Signale, die zu Stressreaktionen führen – und zwar genau dort, wo wir es unterwegs so gar nicht brauchen können: im Magen-Darm-Trakt.

Warum Ingwer bei Reiseübelkeit hilft

Unser vegetatives Nervensystem ist der Grund dafür, dass uns beim Reisen schlecht werden kann. Dabei ist, so kurios es klingen mag, das »Glückshormon« Serotonin von entscheidender Bedeutung: 80 Prozent dieses Hormons befinden sich im Verdauungstrakt, und es dockt hier an etliche Rezeptoren an, die negativ auf Serotonin reagieren und zwar so, dass sich die dortigen Muskeln oft krampfartig zusammenziehen. Damit senden sie eine deutliche Stressbotschaft an unser Gehirn – und dies wiederum verursacht Übelkeit. Ingwer schützt uns davor, weil er die Rezeptoren für Serotonin im Magen-Darm-Trakt blockiert.

Man weiß heute, dass bei diesem Vorgang neben den Scharfstoffen Gingerol und Shogaol die ätherischen Öle des Ingwers eine Rolle spielen. Deshalb sollte man bei der Zubereitung von Ingwertee darauf achten, dass Tasse oder Kanne immer mit einem Deckel verschlossen sind, während der Tee zieht.

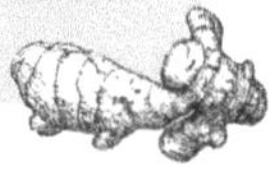

Gerade bei Unwohlsein während einer Reise empfiehlt es sich, entsprechend vorzubeugen: entweder indem man zu pharmazeutischen Ingwerprodukten greift oder indem man kandierten Ingwer in kleinen Stücken kaut. Hilfreich kann es außerdem sein, Ingwerbonbons zu lutschen. In leichteren Fällen nützt es, wenn man einige Stunden vor Reiseantritt Ingwerkekse oder Ingwerschokolade isst.

Übelkeit in der Schwangerschaft

Die riesige Hormonumstellung im weiblichen Körper zu Beginn und während der Schwangerschaft verursacht Stress in unserem Gehirn, in der Auswirkung durchaus vergleichbar mit der Situation beim Reisen. Die Hormonproduktion in der Schwangerschaft ist bis zur vierzehnten Woche sehr hoch, in dieser Zeitspanne leiden die meisten Frauen unter Übelkeit bis hin zum Erbrechen.

Ingwer hilft – das ist wissenschaftlich belegt – gegen diese Schwangerschaftsbeschwerden. Aussagen, dass Ingwer zu Früh- oder Fehlgeburten führen könnte, sind nicht nachgewiesen, schreibt der Infoservice Embryotox, den das Berliner Universitätsklinikum Charité für Ärzte und medizinische Fachleute rund um Arzneimittel in der Schwangerschaft betreibt.

Tee und Ingwerwasser können Schwangere bedenkenlos zu sich nehmen, ebenso kandierten Ingwer. Man sollte lediglich darauf achten, empfehlen jedenfalls Forscher in Australien, dass die tägliche Menge nicht über eineinhalb Gramm liegt. Schon das Lutschen von Ingwerbonbons kann das Gefühl der Übelkeit vermindern. Selbstverständlich darf man in der Schwangerschaft Ingwerplätzchen und Ingwerschokolade knabbern. In leichten Fällen von Übelkeit kann dies bereits ausreichen, Erbrechen zu verhindern. Schwangere, die den Geruch von Ingwer nicht mögen, mischen das Gewürz gerieben unter Joghurt oder Quarkspeisen oder nehmen es als Zutat beim Kochen.

Der Ingwer-Trick gegen üblen Mundgeruch

Wer ein paar kleine Stückchen frischen Ingwer kaut, kann sicher sein, dass er einen frischeren Atem hat und keinen unangenehmen Geschmack mehr im Mund verspürt. Der hohe Gehalt an Gingerol sorgt dafür. Sogar Kaffeegeschmack (der bei Schwangeren manchmal Übelkeit hervorruft) soll damit verschwinden. Das haben die Forscher des Leibniz-Instituts für Lebensmittel-Systembiologie an der Technischen Universität München nachgewiesen – und bestätigten mit ihren Erkenntnissen eine Aussage im Talmud, nach der Ingwer für besseren Atem empfohlen wurde.

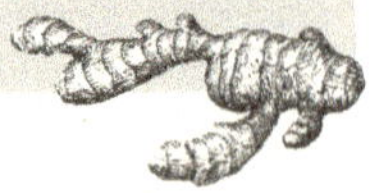

Unterstützung beim Abnehmen

Dass Ingwer beim Abnehmen helfen kann, zeigen mittlerweile mehrere Studien. Es ist selbstverständlich nicht so, dass man mal ein Schlückchen Ingwertee oder Ingwerwasser trinkt und die Pfunde dann purzeln. Ausgewogene Ernährung und vor allem Bewegung sind beim Abnehmen das A und O. Die ätherischen Öle des Ingwers regen die Bildung von Speichel und Magensaft an, damit werden Verdauungsprozesse beschleunigt. Und das wiederum führt dazu, dass wir uns schneller gesättigt fühlen. Ingwer kurbelt unseren Stoffwechsel an, und das bedeutet: Kalorien werden schneller verbrannt. Weil das Gewürz zudem den Blutzuckerspiegel senkt, unterstützt es unseren Organismus dabei, für die Energiegewinnung schneller auf die Fettreserven zurückzugreifen, die wir oft als »Rettungsringe« um Bauch und Po haben.

Ingwertee über den Tag verteilt getrunken sorgt dafür, dass wir dieses Level im Stoffwechsel halten. Morgens mit einer Tasse beginnen und nach und nach die täglich empfohlene Flüssigkeitszufuhr trinken – das sind mindestens eineinhalb, besser zwei Liter (und an heißen Sommertagen sogar mehr). Bei der Teezubereitung zur Unterstützung beim Abnehmen sollten Sie auf Süßungsmittel verzichten – vor allem auf Honig und Sirup.

Ingwerwasser als tägliche Flüssigkeitszufuhr

Zutaten

5–8 cm frischer Ingwer, in Scheiben geschnitten (Bio-Ware ungeschält)
2 l Wasser
Süßungsmittel nach Geschmack: Honig oder Sirup (Ahorn, Zuckerrübe, Agave)

Zubereitung

Den in Scheiben geschnittenen Ingwer in einen entsprechend großen Krug mit Wasser geben. Einige Stunden oder über Nacht stehen lassen.

Tipp

- Ingwerwasser lässt sich bereits am Abend vorher zubereiten.
- Die Tagesration kann man auch in mehrere Flaschen abfüllen: Dann pro Flasche (0,5 l) mindestens zwei bis drei Scheiben Ingwer geben.
- Das Wasser schmeckt umso intensiver nach Ingwer, je mehr Sie die Menge erhöhen und die Auszugszeit verlängern.
- Wenn Sie Süßungsmittel zugeben: vor dem Eingießen ins Glas oder in die Flaschen gut umrühren. Beim Trinken aus der Flasche vorher kurz schütteln.

Ingwerwasser – die schnellste Variante

Zutaten für 1 Glas

3–5 cm frischer Ingwer

250 ml Wasser

Süßungsmittel nach Geschmack: Honig oder Sirup (Ahorn, Zuckerrübe, Agave)

Zubereitung

Ingwer fein reiben (Bio-Ware kann ungeschält bleiben). Die Masse in ein feines Sieb geben und mit einem Löffelrücken gut auspressen. Den Ingwersaft mit dem Wasser vermischen, nach Geschmack süßen und trinken.

Diäthilfe Ingwer-Apfel-Shot

Zutaten für 4 Shots

4–5 cm frischer Ingwer

1 Apfel

2 Orangen

1 Limone

2 TL Kurkuma

Zubereitung

Ingwer in Stücke oder Scheiben schneiden (Bio-Ware kann ungeschält bleiben). Apfel vierteln, entkernen und in Stücke schneiden. Beide Zutaten im Mixer pürieren. Orangen und Limone auspressen und den Saft mit Kurkuma dazugeben, alles gut durchmixen. Ein Viertel der Menge trinken – und zwar »kippen«, als ob Sie einen Verdauungsschnaps zu sich nehmen. Den Rest des Shots im Kühlschrank aufbewahren.

Tipp

- Ingwer-Shots sollte man stets »in einem Rutsch« trinken. Sie schmecken sehr säuerlich, kurbeln aber den Stoffwechsel enorm an.

Stoffwechselpower: Ingwer, Apfelessig und Honig

Eine Kombination, die es in sich hat: Morgens ein Glas Wasser, aufgepeppt mit zwei Teelöffeln Apfelessig und einem Teelöffel Honig, gilt seit Langem als äußerst bewährtes Mittel, den Stoffwechsel anzukurbeln. Ingwer unterstützt diese Wirkung noch – und wer das Powergetränk während einer Diät zu sich nimmt, wird den Erfolg auf der Waage sehen. Am besten trinkt man während der gesamten Zeit der Gewichtsreduzierung zu jeder Mahlzeit langsam ein Glas Wasser mit dieser Mischung. Das zügelt auch den Appetit während des Essens.

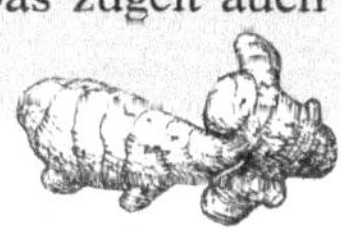

Ingwer-Apfelessig-Honig-Kombi

Zutaten für 1 Person

2–3 cm frischer Ingwer

300 ml Wasser

1–2 TL Honig

2–3 TL Apfelessig
1–2 Spritzer Zitronensaft

Zubereitung
Ingwer schälen (Bio-Ware kann ungeschält bleiben) und in Scheiben schneiden. Im erhitzten Wasser zwei Minuten köcheln, dann ohne weiteres Erhitzen noch zwanzig Minuten ziehen lassen. Honig, Apfelessig und Zitronensaft vermischen und mit dem lauwarmen Ingwerwasser aufgießen. Gut umrühren. Abseihen und jeden Morgen ein Glas trinken.

Tipp
- Man kann den Ingwer-Aufguss in größerer Menge gut für mehrere Gläser (die man über den Tag verteilt trinkt) vorbereiten. Jeweils vor den Mahlzeiten Apfelessig, Honig und Zitronensaft ins Glas geben, umrühren und trinken.

Ingwer-Rote-Bete-Saft gegen Heißhunger auf Salziges

Heißhunger ist meist das Verlangen nach natürlicher vollwertiger Nahrung – doch Vorsicht: Es ist nur eine Ersatzbefriedigung. Die Gier wird umso größer, je mehr Sie naschen und »sündigen«. Eine Saftkur über drei bis vier Wochen hilft langfristig gegen Heißhunger.

Zutaten für 1 Person
100 g Petersilie
2–3 cm frischer Ingwer
1 rohe Kartoffel
3 Rote-Bete-Blätter
1 Knoblauchzehe
5 Karotten

Zubereitung
Alle Zutaten in den Entsafter geben. Ein Glas von diesem Saft trinken, wenn das Bedürfnis nach Salzigem oder scharf gewürzten Speisen zu groß wird.

Ingwer gegen Müdigkeit

Wir alle kennen das: Morgens stehen wir auf, haben die Nacht über durchgeschlafen, trotzdem fühlen wir uns ausgelaugt und immer noch müde. Der Tag vergeht besonders schleppend, nichts geht einem von der Hand. Oft sind schlechte Essgewohnheiten mit zu wenig Vitaminen, zu viel an Alkohol oder Überarbeitung die Ursache.

Ob Saftkur, Smoothie oder Shot – wer morgens gesund startet, hat Kraft und Energie für den ganzen Tag. Die Wirkstoffe im Ingwer helfen dabei, denn sie pushen unseren Organismus auf natürliche Weise.

Grüne Ingwer-Saftkur als Fitmacher

Zutaten für 1 Glas
½ Handvoll Petersilie
4 Karotten
6 Zweige Brunnenkresse
2–3 cm frischer Ingwer

Zubereitung
Alle Zutaten nach und nach in den Entsafter geben. Diese grüne Ingwermischung über eine Woche lang täglich morgens nach dem Aufstehen trinken.

Apfel-Ingwer-Smoothie

Zutaten für 4 Personen
2–3 cm frischer Ingwer, gerieben

4 Äpfel
Je 750 ml Kefir und Joghurt (alternativ: 1,5 l Buttermilch)
Süßungsmittel nach Geschmack: Honig oder Sirup (Ahorn, Zuckerrübe, Agave)

Zubereitung
Äpfel entkernen und in grobe Stücke schneiden. Zusammen mit dem Ingwer in den Mixer geben und zerkleinern. Nach und nach Kefir und Joghurt (alternativ Buttermilch) daruntermischen und gut durchmixen. Am Schluss kommt nach Geschmack ein Süßungsmittel hinzu.
Alternative: Schneiden Sie die Äpfel und den Ingwer klein und geben Sie beides in den Entsafter. Vor dem Trinken nach Geschmack Süßungsmittel zugeben.

Tipp
- Ein paar Blätter Minze machen den Smoothie besonders erfrischend.
- Zimt und Muskat verleihen ihm ein herbstlich-weihnachtliches Aroma.

Karotten-Apfel-Smoothie

Zutaten für 2 Personen
1 Apfel
5 Karotten
1–2 cm frischer Ingwer, gerieben
500 ml Joghurt (alternativ: Kefir oder Buttermilch)
Süßungsmittel nach Geschmack: Honig oder Sirup (Ahorn, Zuckerrübe, Agave)

Zubereitung
Karotten schälen und stückeln, den entkernten Apfel in grobe Stücke schneiden. Beides kommt in den Mixer. Nach und nach

Joghurt untermischen; wenn nötig, mit ein bisschen Wasser verdünnen. Am Schluss geriebenen Ingwer und eventuell Süßungsmittel hinzugeben. Alternative: Schneiden Sie den Apfel und die Karotten in mittelgroße Stücke, den Ingwer in Scheiben und geben Sie zusammen alles in den Entsafter. Vor dem Trinken nach Geschmack ein Süßungsmittel zugeben.

Erfrischender Ingwer-Kiwi-Shot

Zutaten für 3 Portionen

6–8 cm frischer Ingwer
2 Kiwi
2 Mandarinen
1 kleine Limone
1 Handvoll frische Pfefferminzblätter

Zubereitung

Ingwer in Scheiben schneiden (Bio-Ware ungeschält), Kiwi und Mandarinen schälen und zerteilen, Pfefferminzblätter vom Stängel zupfen. Alles im Mixer zerkleinern, bis ein nicht zu dickflüssiger Brei entsteht. Nach Bedarf mit dem Saft der Limone verdünnen. In eine sterile Flasche abfüllen und im Kühlschrank kalt stellen. Täglich einen Shot – etwa ein kleines Schnapsglas – davon morgens trinken. Haltbarkeit: drei Tage.

Tipp

- Um die Haltbarkeit zu verlängern, friert man die Flüssigkeit im Eiswürfelbehälter ein und entnimmt pro Tag jeweils einen Würfel. In einem Glas mit 100 ml Wasser auftauen und dann trinken.
- Je nach Saison kann man die Kiwi durch frische Ananas ersetzen.

Gegen Stress und zur Entspannung

Es gibt heute wohl niemanden, der nicht unter Stress leidet und der nach einer tiefgehenden Entspannung sucht. Neben Meditation, Yoga, autogenem Training und vielen anderen Möglichkeiten ist selbstverständlich die Ernährung wichtig, damit wir stressfreier leben können. Nach einem vollen Arbeitstag zur Ruhe zu kommen, sich der Probleme von Job und Alltag zu entledigen, große und kleine Sorgen einmal beiseitezulassen – das ist mittlerweile beinahe eine Kunst geworden. In den Jahren der Pandemie waren wir alle gezwungen, uns mit einem Zuviel an Freizeit zu beschäftigen. Trotzdem war Stress immer allgegenwärtig.

Es gibt unter den Wirkstoffen des Ingwers eine ganze Reihe, die zur Entspannung beitragen. In der Phytotherapie beispielsweise wird ätherisches Ingweröl benutzt, um positive und harmonisierende Stimmungen zu erzeugen. Ätherisches Öl wird dabei in eine Duftlampe gegeben und soll zum Wohlbefinden und zur Regeneration von Geist und Körper führen.

Ingwer-Vollbad gegen körperlichen Stress

Zutaten

3–4 cm frischer Ingwer

1 l Wasser

Zubereitung

Ingwer in Scheiben schneiden und im Wasser erhitzen. Nach dem Aufkochen zehn Minuten ziehen lassen. Badewanne halb voll laufen lassen, den abgeseihten Ingwersud zugeben und danach die Badewanne mit heißem Wasser auffüllen (maximal 38 Grad). Badezeit: fünfzehn Minuten.

Ingwer-Weihnachts-Entspannungsbad

Zutaten

125 g Natron
4 EL Zucker
2 TL Zimt, gemahlen
1 TL Ingwer, gemahlen
½ TL Nelken, gemahlen

Zubereitung

Alle Zutaten gut miteinander vermischen und in einem luftdicht verschließbaren Behälter aufbewahren. Für ein Vollbad zwei Teelöffel der Mischung ins einlaufende Badewasser geben. Der Duft bringt Entspannung und vertreibt stressige Gedanken.

Ingwer-Spinat-Saft gegen Stress

Zutaten für 1 Glas

3 Spinatblätter
5 Karotten
¼ Paprikaschote
2 cm frischer Ingwer

Zubereitung

Alle Zutaten in den Entsafter geben. Einige Tage lang, bis die Unruhe abklingt, einmal täglich, am besten vor dem Schlafengehen, ein Glas dieser Saftmischung trinken.

Ingwer-Karotten-Saftkur gegen innere Unruhe

Zutaten für 1 Tagesration

15 Karotten
2 Tomaten
2 Brokkoliröschen
2 Knoblauchzehen
2–3 cm frischer Ingwer

Zubereitung

Alle Zutaten in den Entsafter geben. Von dieser Mischung dreimal täglich 150 ml vor den Mahlzeiten trinken.

Hinweis: Diese Saftkur sollte man mindestens zwei, besser drei Wochen durchhalten.

Hanfmilch-Ingwer-Drink zur Beruhigung

Zutaten für 1 Tagesration

100 g Hanfsamen, ungeschält

1 l Wasser

2–3 cm frischer Ingwer, gerieben

Süßungsmittel nach Geschmack: Honig, brauner Zucker oder Sirup (Ahorn, Zuckerrübe, Agave), auch süße Früchte wie Datteln oder Ananas

Zubereitung

Hanfsamen gründlich in einem Mixer zerkleinern, damit ein dicker Brei entsteht. Zunächst die Hälfte des Wassers zugeben, nochmals für einige Minuten (nicht weniger!) gut durchmixen. Den jetzt dünnflüssigen Brei durch ein Mulltuch (oder einen Nussmilchbeutel) abseihen, Reste im Tuch gut ausdrücken. Die entstandene Hanfmilch erneut in den Mixer geben und nach persönlichem Geschmack mit Honig, Zucker oder Sirup süßen oder die klein geschnittenen Früchte und den geriebenen Ingwer zugeben. Mit dem restlichen Wasser aufmixen.

Liebestinktur »Aqua Mirabilis«

Zutaten

½ TL Zimt

½ TL Ingwer

½ TL Thymian

½ TL Rosmarin

½ TL Muskatnuss, gerieben
½ TL Galgantwurzel
1 l Rotwein

Zubereitung
Alle Gewürze fein mörsern, den Rotwein zugeben. Etwa eine Woche ziehen lassen, abseihen und in eine Glaskaraffe abfüllen. Vor dem Liebesspiel ein Gläschen servieren.

Ingwer als Aphrodisiakum

Im alten China war Ingwer als stimulierendes Liebesmittel unverzichtbar: Pillen aus einer Mischung mit Ingwer und Ginseng, Opium, Moschus und pulverisierten Shrimps sollten zu sexuellen Höhenflügen verhelfen. Eine Teekur aus Ginseng, Ingwer, Süßholz und Jujube-Früchten (Chinesische Datteln) sorgte angeblich dafür, dass der Unterleib mit besonders wirksamer Energie durchflutet würde. Als schnelle Hilfe für den Mann reichte man Erotiktees aus duftenden Ingwerblüten und Ingwerscheiben.

In arabischen Ländern galt Ingwer ebenfalls als liebesbeflügelndes Mittel. Der persische Naturwissenschaftler und Arzt Avicenna war überzeugt davon, dass die wärmenden Eigenschaften des Ingwers im Genitalbereich wirksam seien. In dem Rezeptbuch *Antidotarium Nicolai* der Medizinschule in Salerno aus dem 12. Jahrhundert ist Ingwer als Aphrodisiakum genauso erwähnt wie in dem arabischen Werk *Der duftende Garten des Scheik Nefzaui* aus dem 15. Jahrhundert: Um gegen die »Ursachen des Unvermögens beim Manne« vorzugehen, wird ein Gebäck mit Ingwer empfohlen, außerdem die Einreibung des Penis mit einer Mischung aus Honig und Ingwer. Noch im Jahr 1912 findet man im *Handbuch der Pharmakognosie* des Apothekers Alexander Tschirch den Hinweis, dass Ingwer als Liebeshelfer diene.

Wissenschaftlich nachgewiesen wurde diese Wirkung bis heute leider nicht. Aber das soll niemanden hindern, trotzdem daran zu glauben: Ingwer wird ja kulinarisch mit Schärfe und Hitze in Verbindung gebracht …

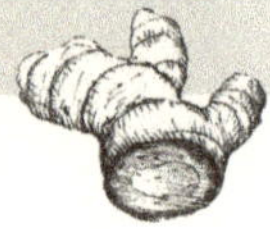

Glühwein für die Liebe

Zutaten

1 l Rotwein
1 Eigelb
1 Stange Zimt
4 TL Bienenhonig
3 TL Zucker
Je 1 TL Kardamom und Salbei
½ TL Ingwer, gemahlen

Zubereitung

Man mischt den Wein mit den Gewürzen, lässt alles gut aufkochen und dann etwa fünfzehn Minuten ziehen. Abseihen, abkühlen lassen und in eine Glaskaraffe umfüllen. Vor dem Liebesspiel ein Gläschen servieren.

Hautpflege

Die sekundären Pflanzenstoffe, vor allem die Diarylheptanoide, haben unter anderem eine antiinflammatorische und antibakterielle Wirksamkeit – optimal für empfindliche und leicht zu reizende Haut. Ingwer sorgt außerdem für eine bessere Durchblutung – die Haut wird rosig und straff, vor allem nach einer Behandlung mit einer Ingwer-Maske. Inzwischen gibt es auch einige Kosmetika, die Ingwer enthalten.

Wer unter Entzündungen der Haut leidet – so beispielsweise bei Akne –, kann mit einer Saftkur, die Ingwer enthält, dafür sorgen, dass die Haut widerstandsfähiger wird und die unschönen Pusteln in zwei bis drei Wochen abheilen. Einfach herzustellen sind Masken, die der Schönheit unserer Haut dienlich sind. In etlichen Hausmitteln für die Hautpflege ist Ingwer ein wichtiger Bestandteil. Ingweröl sollte man bei der äußerlichen Anwendung im Verhältnis 1:3 verdünnen, bevor man es aufträgt.

Ingwer-Saftkur gegen Akne

Zutaten für 1 Tagesration

10 Karotten
3 Äpfel
2–3 cm frischer Ingwer

Zubereitung

Karotten und Äpfel in grobe Stücke, den Ingwer in feine Scheiben schneiden. Alles zusammen kommt in den Entsafter. Diesen Saft dreimal täglich über einige Wochen trinken.

Labkraut-Ingwer-Rosen-Maske gegen Altersflecken

Zutaten

50 g Labkrautpulver (aus der Apotheke)
10 g Rosenblütenblätter (aus der Apotheke)
10 g Ingwerpulver (Bio-Ware oder aus der Apotheke)
Lauwarmes Wasser zum Anrühren

Zubereitung
Sämtliche Zutaten vermischen und mit etwas lauwarmem Wasser zu einem nicht zu dicken Brei verrühren. Auf die betroffenen Stellen auftragen, mit einem feuchtwarmen Tuch bedecken und etwa eine halbe Stunde einwirken lassen. Mit lauwarmem Wasser abwaschen und danach mit der üblichen Hautpflege eincremen.

Ingwer-Honig-Maske gegen unreine Haut

Zutaten
6–8 cm frischer Ingwer
1 EL Honig
3 EL Weizenkeime
¼ l kochendes Wasser

Zubereitung
Ingwer möglichst fein reiben. Mit dem kochenden Wasser übergießen und etwa fünf Minuten ziehen lassen. Weizenkeime in den Honig einrühren. Ingweraufguss abseihen, abkühlen lassen und zum Honig geben. Die Mischung sollte noch lauwarm sein. Aufs Gesicht auftragen (Augenpartie aussparen) und etwa zwanzig Minuten einwirken lassen. Mit lauwarmem Wasser abspülen und die Haut trocken tupfen. Danach die übliche Gesichtspflege auftragen.

Tipp
- Am besten wirkt die Maske nach einem Peeling. Abgestorbene Hautzellen sind dann entfernt und die reichhaltigen Inhaltsstoffe von Ingwer, Honig und Weizenkeimen wirken besonders pflegend.

Ingweröl gegen Falten und Narben

Zutaten

50 g frischer Ingwer
125 ml Pflanzenöl (Jojoba- oder Mandelöl)
1 Fläschchen (sterilisiert, braunes Glas) zur Aufbewahrung

Zubereitung

Ingwer fein reiben und in einer feuerfesten Glasform mit dem Öl übergießen. Im Backofen bei 100 Grad für zwei Stunden ziehen lassen (am besten auf dem Herd in einem Wasserbad erhitzen und ein Thermometer verwenden – die 100 Grad sollten nicht überschritten werden. Hinweis: Im Gasbackofen sind solche niedrigen Temperaturen nicht einstellbar). Nach der Garzeit durch ein feines Tuch oder einen Filter abseihen und in ein steriles Fläschchen aus dunklem Glas füllen. Vor der ersten Anwendung etwa zwei Wochen ziehen lassen. Das Ingweröl hält, gekühlt und an einem dunklen Ort aufbewahrt, etwa sechs Monate. Hinweis: Für die äußerliche Anwendung wird das Öl nochmals verdünnt und zwar kommt ein Teil Ingweröl auf drei Teile Pflanzenöl (Verhältnis 1:3).

Tipp

- Ingweröl empfiehlt sich für die Behandlung von Falten und Narben, es hilft außerdem bei Pickeln und Akne. Nach der abendlichen Gesichtsreinigung auftragen und leicht einmassieren. Überschüssiges Öl mit einem Papiertuch abnehmen.

Ingwer-Buttermilch-Lotion gegen Sonnenbrand

Zutaten

¼ l Wasser
4–5 cm frischer Ingwer
¼ l Buttermilch (alternativ: Joghurt)

Zubereitung
Ingwer reiben und mit kochendem Wasser übergießen. Etwa fünf Minuten ziehen lassen, durch ein feines Sieb (oder ein Tuch) abseihen. Den abgekühlten Aufguss mit der Buttermilch (oder dem Joghurt) vermischen und auf die Hautstellen auftragen, die vom Sonnenbrand betroffen sind. Eine Viertelstunde lang einwirken lassen und lauwarm abspülen.

Haarpflege

Haare sind unsere »Visitenkarte«, aber leider haben die meisten von uns, egal ob männlich oder weiblich, oft Haarprobleme: zu dick, zu dünn, zu fettig oder zu trocken oder zu spröde. Bei den Männern ist oft eine Glatze das Problem. Dabei gilt sie in vielen Kulturen als besonders männlich. Was gar nicht so abwegig ist, denn die Betroffenen produzieren ein Übermaß eines bestimmten Hormons – es lässt das Haupt kahl werden und fördert andererseits den Bartwuchs.

Unser Haar zeigt aber auch bestimmte Krankheiten an: Eine fahlrötliche Verfärbung weist auf eine chronische Unterernährung hin. Andere Veränderungen können auf Störungen im Hormonhaushalt oder Organkrankheiten hindeuten. Wer »müde Haare« wieder in Schwung bringen will, kann auf Ingwer und seine wirksamen Inhaltsstoffe vertrauen. In bestimmten Saftmischungen sorgt die Wunderknolle dafür, die Haarwurzeln zu stärken.

Ingwer-Honigmelone-Saftkur für kräftige Haarwurzeln

Zutaten
3–4 cm frischer Ingwer
2 mittelgroße Karotten

1 Grapefruit
1 kleine (halbe) Honigmelone

Zubereitung
Alle Zutaten putzen beziehungsweise schälen und in groben Stücken in den Entsafter geben. Über mehrere Wochen hinweg täglich trinken.

Ingwer-Karotten-Petersilie-Saftkur für starkes Haar

Zutaten für 1 Glas
2–3 cm frischer Ingwer
3 Äpfel
2 Karotten
1 Bund Petersilie

Zubereitung
Sämtliche Zutaten säubern, die Petersilie zupfen (Stiele in kleine Stücke schneiden) und alles zusammen in den Entsafter geben. Über mehrere Wochen als Saftkur täglich trinken.

Kapitel 6 Ingwer als Heilmittel

Ingwer wird seit Jahrtausenden in der Traditionellen Chinesischen Medizin, der indischen Ayurveda-Heilkunde und seit der Antike auch in Europa als Heilmittel eingesetzt. Zwar kannte man Aroma und Würzkraft der Knolle und verwendete sie in der Küche zum Verfeinern von Speisen. Die positiven Eigenschaften des Ingwers als Arznei standen dennoch meist im Vordergrund seiner Verwendung.

Grundprinzipien der alten Heilkunde

Entscheidend für den Beginn jeglichen medizinischen Wissens und dessen Anwendung war die Erkenntnis, dass Krankheiten keine Bestrafung der Götter oder vom Schicksal gesandt sind. Der Mensch – ob Schamane oder Medizinmann, antiker Medicus, mittelalterlicher Klostermönch, krankenpflegende Äbtissin oder weise Kräuterfrau – greift aktiv ins Geschehen ein und versucht auf unterschiedlichste Art und Weise, Krankheiten zu heilen, Schmerzen zu lindern, Verletzungen noch auf dem Schlachtfeld zu versorgen. Pflanzen waren und sind dabei ein entscheidendes Hilfsmittel – kein Wunder also, dass die Arzneikunde seit Urzeiten und bis heute einen großen Stellenwert in der Heilkunde hat. Die Arzneikunde oder Pharmazie (abgeleitet vom griechischen Wort *pharmakon* für »Heilmittel«, »Medikament«, »Gift«) gehörte zu den drei Säulen der antiken griechischen Medizin (neben Chirurgie und Diätetik).

Inzwischen stecken moderne Pharmaunternehmen viel Geld in die Erforschung von pflanzlichen Inhaltsstoffen, man sucht nach Erkenntnissen, weit über jene hinaus, die aus traditionellem und überliefertem Wissen stammen. Das Ergebnis ist, dass so manches, dessen Wirkung früher als gesichert angesehen wurde, sich als falsch oder übertrieben herausstellte. In der wissenschaftlichen Medizin haben solche Pflanzentherapien dann keinen Platz mehr, wohl aber bei alternativen Heilmethoden. Vieles jedoch kann mit modernen Forschungsmethoden bestätigt werden, es ergeben sich oft sogar Einsichten und daraus folgend Therapien, die weit über das traditionelle Wissen hinausgehen und die in der klassischen Medizin ihren berechtigten Stellenwert haben. Wissenschaft und Pharmaindustrie sind bestrebt, nicht nur die Effektivität altbekannter Pflanzenwirkstoffe zu bestätigen, sondern neue, insbesondere außerhalb Europas zu entdecken und zu erforschen. Ziel ist es, nützliche Wirkstoffe zu isolieren und zu gewinnen, eventuell synthetisch »nachzubauen« und möglichst vielen Patienten und Patientinnen zugänglich zu machen.

China und Indien: Die »Ganzheit« des Menschen

In der Traditionellen Chinesischen Medizin und der indischen Ayurveda-Heillehre ist die Basis jeglicher Behandlung, dass man den Menschen in seiner »Ganzheit« behandelt, sich also nicht ausschließlich auf den Körper und seine Funktionen beschränkt. Der Heilkundige betrachtet Körper, Seele und Geist als dreiteilige Einheit, bei der es gilt, sie in Harmonie zu halten. Denn nur wenn alles in ausgeglichener Balance steht, ist der

Mensch gesund. Fehlt diese Ausgewogenheit, sind eine oder mehrere Komponenten in »Unordnung«, ist Krankheit die Folge, ja sogar unausweichlich.

Die TCM umfasst bei Weitem nicht nur, wie viele meinen, Akupunktur. Zu den fünf »Säulen« der TCM gehören zudem Bewegung, Massage, Ernährungslehre sowie die Therapie mit Arzneimitteln. Der Mensch wird als energetisches Gesamtgefüge angesehen, die Lebensenergie Qi ist die Basis aller vitalen Funktionen. Ist es gestört, kommt es zu Krankheiten – sowohl des Körpers als auch der Seele und/oder des Geistes.

Dabei spielt Ingwer seit Jahrtausenden eine wichtige Rolle: Um Arzneien herzustellen, verwendete man den Saft des Rhizoms, um etwa Pillen zu formen. Der Presssaft war außerdem wichtig, um die Eigenschaften anderer Pflanzenwirkstoffe zu verändern, also ihre Kräfte zu stärken oder eventuelle toxische Eigenschaften zu vermindern oder ganz zu beseitigen.

In der Ayurveda-Heilkunde gilt ein ähnliches Prinzip: Neben der körperlichen Ebene spielen geistige und spirituelle Aspekte eine gleichwertige Rolle. Der Mensch wird stets im Zusammenhang mit dem Kosmos gesehen, und Krankheit hat nach dieser Lehre drei Ursachen: das Schicksal des Einzelnen, das in den Sternen festgeschrieben und unveränderlich ist; »erworbene Übel« wie falsche Gewohnheiten und als Drittes ein »getrübter Geist«, der seine Verbindung zum »Selbst« verloren hat.

Ingwer ist im Ayurveda in zahllosen Anwendungen enthalten, und angeblich besagt ein indisches Sprichwort, eine Tinktur könne nicht wirksam sein, wenn sie nicht Ingwer enthielte. In der indischen Heilkunde unterscheidet man streng zwischen dem frischen Rhizom und der getrockneten Knolle. Jede Form hat ihre spezielle

Wirkungsweise und wird entsprechend eingesetzt, und auch in Indien wusste man schon vor Jahrtausenden, dass Ingwer die Wirkung anderer Pflanzen modifizieren kann. Wissenschaftlich ist dies übrigens nachgewiesen.

Europa: das »Vierer-Schema« und die moderne Medizin

In der Antike kannte man seit Hippokrates die »Gleichgewichtslehre«: Um gesund zu sein, muss im Körper Harmonie herrschen und zwar zwischen den vier »Säften« Blut, gelbe und schwarze Galle sowie Schleim. Dieses »Vierer-Schema« entwickelten Ärzte ab dem 5. vorchristlichen Jahrhundert; es wurde wohl von den alten Ägyptern übernommen und galt bis in unser 18. Jahrhundert hinein. Heute allerdings spielt diese mehr als 2500 Jahre alte Theorie etwas »modernisiert« lediglich bei alternativen Heilmethoden eine gewisse Rolle. Der Arzt Rudolf Virchow (1821–1902) entwickelte im Jahr 1858 die Zellularpathologie, nach der Krankheiten dadurch entstehen, dass Körperzellen beziehungsweise ihre Funktion gestört sind. Diese Lehre ist – gemeinsam mit der modernen Mikrobiologie und der Erkenntnis, dass Mikroorganismen Krankheiten auslösen können – ein Fundament wissenschaftlich anerkannter und nachgewiesener Medizin.

Therapien mit Pflanzen (Phytotherapie) haben in der modernen Medizin niemals an Bedeutung verloren. Im Gegenteil: Nachdem die Wirksamkeit vieler Pflanzen mittlerweile wissenschaftlich überprüft und bestätigt worden ist, boomt die Forschung auf diesem Gebiet geradezu. Beim Ingwer hat man in zahlreichen Studien nachgewiesen, dass die Inhaltsstoffe des Rhizoms bei vielen Krankheiten und Beschwerden eindeutig zu Linderung oder sogar Heilung führen. Die Forschungen in Bezug auf Ingwer und andere Pflanzen sind noch lange nicht abgeschlossen – es kommt immer wieder zu neuen Erkenntnissen, die in der modernen medizinischen Therapie um- und eingesetzt werden.

Wichtige Hinweise!

Sie finden hier ausschließlich Rezepte zur Anwendung von frischem oder getrocknetem Ingwer, nicht jedoch zu Ingwerpräparaten (die Sie in der Apotheke bekommen können und in denen Ingwer hochdosiert enthalten ist). Manche Zutaten für Tees, vor allem getrocknete Kräuter oder Wurzeln, gibt es in der Apotheke, im Reformhaus, in einem Kräuterladen oder im Internet.

Bevor Sie ernsthafte Erkrankungen mit natürlichen Mitteln wie Ingwer »behandeln«, sollten Sie ärztlichen Rat einholen. Zwar gibt es – von individuellen, auch allergischen Reaktionen abgesehen – sowohl bei frischem als auch bei getrocknetem Ingwer keinerlei nachweisbare negative Nebenwirkungen. Sie sollen sich aber darauf einstellen, dass es beim Genuss von frischem Ingwer in größeren Mengen bei empfindlichen Menschen zu Magenreizungen kommen kann, zu Sodbrennen, Durchfall oder Blähungen. Sollte das bei Ihnen der Fall sein, reduzieren Sie die Menge und halten Sie ärztliche Rücksprache.

Bei Mengen von bis zu fünfzig Gramm frischem Ingwer (das entspricht etwa fünf Gramm Ingwerpulver) täglich haben Sie im Normalfall keine Probleme zu befürchten, vor allem nicht, wenn Sie Ingwer nicht frisch und roh essen, sondern damit Tee zubereiten oder ihn als medizinisch wirksame Zutat in Speisen und Getränken (Ingwerwasser, Smoothies) verwenden.

Während einer Schwangerschaft sollte man mit größeren Mengen von frischem Ingwer vorsichtig sein: Es könnte zu Nebenwirkungen wie Kopfschmerzen und Sodbrennen kommen. Sicherheitshalber sollten Sie Ingwer in dieser Zeit schälen, wenn Sie seine Herkunft nicht kennen: Ingwer aus China kann mit Pestiziden belastet sein.

Nicht nachgewiesen sind negative gesundheitliche Auswirkungen bei Patienten mit Herzproblemen, Gallensteinen, Diabetes oder Hypoglykämie (Unterzuckerung). Wenn Sie unsicher sind, halten Sie bitte Rücksprache in der Arztpraxis oder in der Apotheke.

Dasselbe gilt, wenn Sie nicht genau wissen, ob erhöhter Ingwergenuss zu Wechselwirkungen mit den Ihnen verordneten Medikamenten führen könnte. Nur in der Arztpraxis oder Apotheke kann man Ihnen dazu detaillierte Auskunft geben.

Bei der Einnahme von Ingwerpräparaten halten Sie sich bitte an die Angaben auf dem Beipackzettel. Auch hier: Fragen Sie sicherheitshalber in der Arztpraxis oder Apotheke nach.

Nachgewiesene Wirkungen des Ingwers

Ingwer und seine Inhaltsstoffe sind mittlerweile gut erforscht (siehe auch Kapitel 4 und die Links im Anhang). Man weiß heute:

- Ingwer wirkt analgetisch: Er hilft, Schmerzen zu lindern.
- Ingwer wirkt antibakteriell (auch: antimikrobiell): Er ist wirksam gegen Bakterien und andere Mikroorganismen (Pilze, Hefen).
- Ingwer wirkt antibiotisch: Er kann vor Infektionskrank-

heiten schützen, weil er das Wachstum von Bakterien hemmt.

- Ingwer wirkt antiemetisch: Er hilft gegen Erbrechen und Übelkeit.
- Ingwer wirkt antihypertonisch: Er ist ein Blutdrucksenker.
- Ingwer wirkt antiphlogistisch (antiinflammatorisch): Er ist entzündungshemmend, schmerzstillend und fiebersenkend.
- Ingwer wirkt antikarzinogen: Er unterstützt körperliche Abwehrreaktionen gegen Krebserkrankungen.
- Ingwer wirkt antioxidativ: Er wehrt schädliche freie Radikale ab und schützt so Aufbau, Struktur und Arbeit der Körperzellen.
- Ingwer wirkt antithrombotisch: Er fördert die Durchblutung und wirkt so gegen Blutgerinnsel und Verklumpungen.
- Ingwer wirkt immunmodulatorisch: Er wirkt positiv verändernd auf unser Immunsystem ein.

Basisrezepte

Die Basisrezepte sind hier noch einmal zusammengefasst: Ingwer als Tee (Aufguss oder Abkochung), Auszug, Tinktur, Öl oder Honig sind bei vielen Beschwerden und Krankheiten ein nützliches und bewährtes Mittel.

Ingwer medizinisch zubereitet – die Unterschiede

- Beim Aufguss (medizinisch: Infusa) wird der zerkleinerte Ingwer mit siedendem Wasser übergossen, zieht einige Minuten und wird dann abgeseiht. Trinkmenge nach Belieben.

- Bei der Abkochung (medizinisch: Decota) gibt man den zerkleinerten Ingwer ins kalte Wasser und erhitzt dieses bis zum Sieden. Etwa fünf bis zehn Minuten ziehen lassen, anschließend abseihen. Trinkmenge nach Belieben.
- Beim Auszug (medizinisch: Macerata) wird der zerkleinerte Ingwer mit kaltem Wasser übergossen, in dem er einige Stunden (oder über Nacht) zieht. Trinkmenge nach Belieben.
- Bei der Tinktur setzt man Ingwerstücke in Alkohol an. Die Mischung muss mindestens zwei Wochen stehen, wird mehrmals geschüttelt und nach dem Abseihen und Abfüllen eher tröpfchenweise, maximal teelöffelweise verwendet.
- Beim Öl gibt es zwei Arten der Zubereitung: Kalt angesetzt geht man ähnlich vor wie bei der Tinktur, allerdings in Öl. Heiß zubereitet zieht der zerkleinerte Ingwer in Öl einige Stunden im Backofen. Ingweröl verwendet man tropfen- oder teelöffelweise.

Unterschiedliche Ölsorten je nach Anwendung

Für die innerliche Anwendung von selbst hergestelltem Ingweröl verwendet man am besten Oliven- oder Sesamöl. Wer Ingweröl für die äußerliche Anwendung – also zur Massage oder für Auflagen und Wickel – anfertigen will, kann Jojoba- oder Mandelöl nehmen. Beide Öle sind in vielen Kosmetikprodukten enthalten.

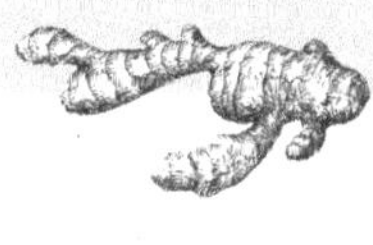

Starker Ingwertee

Zutaten für 1 Tasse

250 ml Wasser

2–3 dünne Scheiben frischer Ingwer

Süßungsmittel nach Geschmack: Honig, brauner Zucker, Kandis oder Sirup (Ahorn, Zuckerrübe, Agave)

Zubereitung
Ingwerscheiben ins kalte Wasser geben und bis zum Sieden erhitzen. Mindestens fünf Minuten ziehen lassen, abseihen und nach Geschmack süßen.

Ingwertinktur

Zutaten
5 cm frischer Ingwer
250 ml Alkohol (mindestens 38 Volumenprozent Alkohol: Wodka, Grappa, Korn)
1 braunes Schraubglas (Medizinfläschchen)

Zubereitung
Ingwer reiben oder in sehr feine Scheiben oder Würfel schneiden. In ein braunes Schraubglas (Medizinfläschchen) geben und mit Alkohol auffüllen. Das Glas gut verschlossen an einem warmen, dunklen Ort aufbewahren und täglich leicht schütteln, so lösen sich die Inhaltsstoffe des Ingwers besser. Nach zwei bis drei Wochen durch ein feines Sieb oder Mulltuch abseihen und in die sterilen Glasfläschchen umfüllen. Die Ingwertinktur hält sich etwa ein Jahr.

Ingweröl (Kaltauszug)

Zutaten
50 g frischer Ingwer
250 ml Pflanzenöl (Oliven- oder Sesamöl)
1–2 kleine Flaschen (sterilisiert, braunes Glas) zur Aufbewahrung

Zubereitung

Den Ingwer fein reiben oder durch die Knoblauchpresse drücken. Mit dem Öl mischen und ein bis zwei Wochen dunkel und kühl in einem braunen Medizinfläschchen lagern. Mehrmals schütteln. Durch ein feines Sieb oder ein Mulltuch in die sterilen Fläschchen abseihen. Haltbarkeit: gekühlt und an einem dunklen Ort aufbewahrt etwa sechs Monate.

Hinweis: Für die äußerliche Anwendung wird das Öl nochmals verdünnt und zwar kommt ein Teil Ingweröl auf drei Teile Pflanzenöl (Verhältnis 1:3).

Ingweröl (Heißauszug)

Zutaten

50 g frischer Ingwer

125 ml Pflanzenöl (Jojoba- oder Mandelöl)

1–2 Fläschchen (sterilisiert, braunes Glas) zur Aufbewahrung

Zubereitung

Den Ingwer fein reiben und in einer feuerfesten Glasform mit dem Öl übergießen. Im Backofen bei 100 Grad für zwei Stunden ziehen lassen (Hinweis: Im Gasbackofen sind solche niedrigen Temperaturen nicht einstellbar). Auf dem Herd am besten im Wasserbad erhitzen und ein Thermometer verwenden – die 100 Grad sollten nicht überschritten werden. Nach der Garzeit durch ein feines Tuch oder einen Filter abseihen und in ein bis zwei sterile Fläschchen aus dunklem Glas füllen. Vor der ersten Anwendung etwa zwei Wochen ziehen lassen. Haltbarkeit: gekühlt und an einem dunklen Ort aufbewahrt etwa sechs Monate.

Hinweis: Für die äußerliche Anwendung wird das Öl nochmals verdünnt und zwar kommt ein Teil Ingweröl auf drei Teile Pflanzenöl (Verhältnis 1:3).

Ingwerhonig

Zutaten

10–15 cm frischer Ingwer
200 g Honig

Zubereitung

Ingwer (Bio-Ware ungeschält, sonst die Haut mit einem Löffel vorsichtig abkratzen) in Scheiben schneiden. In einem Topf mit dem Honig etwa dreißig Minuten köcheln lassen. Abkühlen lassen, in ein steriles Schraubglas füllen und dunkel und kühl (am besten im Kühlschrank) aufbewahren.

Tipp

- Die Ingwerscheiben sind ebenfalls genießbar.
- Man kann auch fein geriebenen Ingwer verwenden – das macht den Ingwerhonig etwas schärfer im Geschmack.

Welche Dosis ist die richtige?

Je nachdem, wie Sie Ingwer als Heilmittel zubereiten, unterscheidet sich die Dosis, damit die wertvollen Inhaltsstoffe entsprechend gut wirken:

- Für Tees gilt als Dosis: Einen Teelöffel frisch geriebene Ingwerwurzel auf 250–300 ml Wasser (das entspricht etwa zwei bis drei dünnen Scheiben der frischen Knolle). Mindestens fünf, besser zehn Minuten ziehen lassen. Bei Bedarf kann man mit Honig, braunem Zucker, Kandis oder Sirup (Agave, Ahorn, Zuckerrübe) süßen. Intensiver wird der Tee, wenn Sie den Ingwer ins kochende Wasser geben und fünf bis zehn Minuten mitkochen.
- Für Kaltauszüge (»Ingwerwasser«) gilt als Dosis: drei bis fünf Zentimeter frischer Ingwer auf ein

Liter Wasser, in dünne Scheiben geschnitten. Mehrere Stunden, auch über Nacht, ziehen lassen.
- Bei Ingwertinktur gilt als Einzeldosis: ein bis maximal drei Milliliter.
- Bei Ingwerhonig nimmt man ein bis zwei Esslöffel als Einzeldosis.

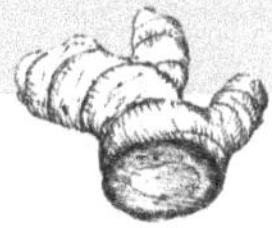

Arthrose, Arthritis, Rheuma

Während Arthrose – der Abbau des Knorpels in den Gelenken – oft eine Alterserscheinung ist (oder bei sportlich sehr aktiven Menschen auftritt), ist Arthritis eine Gelenksentzündung, die unabhängig vom Zustand des Knorpels ist. Unter Rheuma versteht man im allgemeinen Sprachgebrauch die rheumatoide Arthritis, also ebenfalls eine Gelenksentzündung, allerdings in bereits chronischer Form.

Die Scharfstoffe des Ingwers sind bei der Behandlung, vor allem bei der Verminderung von Schmerzen mit diesen Ursachen, durchaus hilfreich. Das ist in etlichen Studien nachgewiesen worden. Dabei wird üblicherweise eine regelmäßige Tagesdosis von einem halben Gramm bis ein Gramm Ingwer verabreicht, über einen längeren Zeitraum von drei bis zwölf Wochen. Weil Ingwer gegen entzündliche Prozesse im Organismus und da auch in den Gelenken wirkt, ist es durchaus empfehlenswert, Ingwer regelmäßig zu sich zu nehmen. Während man in klinischen Studien Ingwerpräparate verwendet, können Sie die Knolle zu Hause als Geschmackszutat zum Essen oder als Tee oder Ingwerwasser zu sich nehmen:

- Der tägliche Genuss von zwei bis drei Tassen Ingwertee (als Auszug oder Abkochung) hilft gegen die Schmerzen der Arthrose und wirkt außerdem gegen Gelenksentzündungen.
- Ingwerwasser ist an heißen Tagen eine gute Alternative oder Ergänzung zum Ingwertee – auch als Tagesration für die Flüssigkeitszufuhr (eineinhalb bis zwei Liter täglich).

Ingweröl zur Massage bei Arthrose und Arthritis

Zwei bis drei Tropfen Ingweröl mit ein bis zwei Teelöffel Mandelöl (oder Jojobaöl) vermischen und an den schmerzenden Stellen vorsichtig und ohne großen Druck einmassieren.

Ingwer-Essig-Wickel gegen Gelenkschmerzen

Zutaten

2–3 cm frischer Ingwer

150–200 ml Essig

2 Baumwolltücher in ausreichender Größe

Anwendung

Den Ingwer in kleine Stücke schneiden und im Essig erhitzen. Im Sud etwa zehn Minuten ziehen lassen. Nach dem Abkühlen auf eine lauwarme Temperatur ein Baumwolltuch mit dem Ingwer-Essig-Sud tränken, gut ausdrücken und um das schmerzende Gelenk wickeln. Das zweite Baumwolltuch darüber wickeln und etwa zwei Stunden einwirken lassen.

Hinweis: Auf akut entzündete Gelenke sollte man keine heißen Wickel auflegen!

Asthma und Bronchitis

Beides sind Erkrankungen der Atemwege. Während man unter Asthma die chronische, entzündliche Erkrankung mit Atemnot, Husten und Kurzatmigkeit versteht, ist Bronchitis eine akute Erkrankung, oft mit Schleimauswurf, Hustenreiz, Atemstörungen und Fieber. Die verschiedenen Inhaltsstoffe des Ingwers wirken antiallergisch, antibakteriell, beruhigend und entkrampfend, schleimlösend und hustendämpfend.

Ingwertee und Ingweröl bei akutem Asthma

Bei einem akuten Asthmaanfall sollten Sie möglichst viel trinken – Flüssigkeitszufuhr macht den Schleim weniger zäh beim Abhusten.

Trinken Sie viel Ingwertee und möglichst heiß und scharf (also am besten als Abkochung). Unterstützend wirkt Ingweröl, das Sie auf Brust und Rücken einmassieren.

Ingwer-Saftkur gegen hartnäckige Bronchitis

Zutaten für 1 Glas

1 Zitrone

3 cm frischer Ingwer

2 Äpfel

Zubereitung

Zitrone schälen und vierteln. Äpfel vierteln, Ingwer in Stücke teilen. Alles in den Entsafter geben. Eine Tasse vor den Mahlzeiten trinken.

Ingwer-Gewürz-Honig als Bronchitis-Schnellhilfe

Zutaten für 1 Tasse

½ TL frischer Ingwer, gerieben

¼ TL schwarzer Pfeffer aus der Mühle
3–4 Gewürznelken
1–2 EL Honig

Zubereitung
Gewürznelken fein mörsern (alternativ: ein viertel Teelöffel pulverisierte Nelken). Mit Ingwer und Pfeffer zum Honig mischen. In 300 ml Tee oder Wasser verrühren und trinken.

Bluthochdruck, Durchblutungsstörungen, Arteriosklerose

Bluthochdruck kann viele unterschiedliche Ursachen haben – und die meisten bemerken anfangs gar nicht, wenn ihre Blutdruckwerte erhöht sind. Treten Beschwerden auf – Atemnot und Leistungsverminderung, Schlafstörungen, Schwindelgefühle –, sind oft schon körperliche Schäden zu verzeichnen, die Organe wie Herz, Nieren und vor allem das Gehirn beeinträchtigen und die irreparabel sind. Durchblutungsstörungen bis hin zur Arteriosklerose (einer krankhaften Verengung der Blutgefäße, etwa durch die Einlagerung von Cholesterin) führen zu Symptomen wie schmerzenden Beinen, Schwindelgefühlen oder Gedächtnisstörungen. Je nachdem, wo im Körper der Blutdurchfluss beeinträchtigt ist, besteht ein erhöhtes Risiko – und es kann zu Herzrhythmusstörungen, Herzinsuffizienz, einem Herzinfarkt oder einem Schlaganfall kommen. Bei einem erhöhten Blutdruck spielen viele Faktoren eine Rolle: Unser Lebensstil (also Bewegungsmangel, Nikotin- und Alkoholgenuss, Ernährungsfehler) und unsere Lebenssituation (Stress im Job und Privatleben) beeinflussen unsere Gesundheit ebenso wie Umweltfaktoren.

Die Inhaltsstoffe des Ingwers haben viele positive Effekte auf unser Blutsystem: Sie verbessern die Fließeigenschaften und beugen so Thrombosen und Schlaganfällen vor, sie kurbeln allgemein den Blutkreislauf an – und stärken so das Herz. Insbesondere die Scharfstoffe sorgen für eine bessere Durchblutung und einen besseren Cholesterinwert. Ingwer senkt zudem die Blutgerinnung und wirkt wie ein »Blutverdünner« – und das ohne die Nebenwirkungen pharmazeutisch hergestellter Produkte:

- Der tägliche Genuss von zwei bis drei Tassen Ingwertee (als Auszug oder Abkochung) hilft vorbeugend, dass die Arterien nicht »verstopfen« und der Blutfluss gut erhalten bleibt.
- Ingwerwasser als tägliche Flüssigkeitszufuhr (eineinhalb bis zwei Liter) ist als Alternative im Sommer empfehlenswert.
- Um langfristig Arteriosklerose vorzubeugen, ist der Genuss von frischem oder auch getrocknetem Ingwer in möglichst vielen Speisen empfehlenswert (Rezepte finden Sie in den folgenden Kapiteln).
- Wer sein Herz-Kreislauf-System stärken möchte, kann sich täglich morgens mit Ingweröl abreiben: ein paar Tropfen des Öls auf einen Massagehandschuh (oder einen feuchten Frotteewaschlappen) geben. Zuerst die Arme, dann die Beine mit kräftigen Strichen in Herzrichtung massieren, danach Brust und Bauchraum.

Ingwer-Sellerie-Saftkur gegen erhöhtes Cholesterin

Zutaten für 1 Glas

2 Selleriestangen

4 Karotten

½ kleine Zwiebel
2–3 cm frischer Ingwer

Zubereitung
Karotten putzen und die Zwiebel schälen. Gemüse grob zerkleinern. Ingwer (Bio-Ware ungeschält) in Scheiben schneiden. Alles in den Entsafter geben. Mehrere Wochen lang täglich ein Glas möglichst frisch trinken.

Ingwer-Teilbad bei Durchblutungsstörungen

Bei einem Teilbad wird nur der betroffene Körperteil in warmem Wasser gebadet (also Fuß, Bein oder Arm).

Zutaten
2–3 cm frischer Ingwer
½ l heißes Wasser

Anwendung
Ingwer in Scheiben schneiden, in eine Schüssel oder einen Eimer geben und das heiße Wasser darüber gießen. Einige Minuten ziehen lassen. Die Menge je nach Bedarf (etwa für ein Teilbad an Armen oder Beinen) mit heißem Wasser auffüllen und den entsprechenden Körperteil etwa fünfzehn Minuten darin baden.

Tipp
- Wenn Sie Ingweröl im Haus haben, setzen Sie das Teilbad mit einem Esslöffel Ingweröl auf einen halben Liter Wasser an.

Ingweröl-Massage bei Durchblutungsstörungen

Zwei- bis dreimal täglich einige Tropfen Ingweröl auf den betroffenen Körperteilen (meist Beine oder Arme) leicht einmassieren. Dabei nicht zu viel Druck ausüben, zu starke Wärmeentwicklung ist nicht unbedingt erwünscht.

Ingwer-Blutorangen-Saftkur zur Vor- und Nachsorge von Herzinfarkten

Zutaten für 1 Glas

3 cm frischer Ingwer
2 Blutorangen
1 Papaya
5 süße Äpfel (z. B. Golden Delicious)

Zubereitung

Orangen schälen. Alle Zutaten in grobe Stücke schneiden (Ingwer als Bio-Ware ungeschält) und in den Entsafter geben. Täglich dreimal 200 ml trinken, als Kur über ein Jahr lang.

Exotische Ingwer-Saftkur zur Blutverdünnung

Zutaten für 1 Tagesration (je nach Größe der Melone)

1 Mango
1 Honigmelone mit Kernen
3 cm frischer Ingwer
2 Knoblauchzehen
1 Papaya

Zubereitung

Früchte und Knoblauch schälen und in grobe Stücke zerkleinern. Ingwer in Scheiben schneiden (Bio-Ware ungeschält). Alles in den Entsafter geben. Dreimal täglich ein Glas (150–250 ml) trinken. Nach einer erfolgten Diagnose von Arteriosklerose sollte man diese Saftkur mindestens ein Jahr lang durchführen.

Ingwer-Gemüse-Saft zur Vorbeugung vor einem Schlaganfall

Zutaten für 1 Tagesration

20 Karotten
10 Spinatblätter
2 Knoblauchzehen
3 Stangen Spargel
2 cm frischer Ingwer
3 Okraschoten

Zubereitung

Knoblauch schälen, von den Okraschoten den Stielansatz entfernen. Alle Zutaten in den Entsafter geben. Täglich dreimal ein kleines Glas (150 ml) davon trinken.

Ingwer-Karotten-Saftkur für ein besseres Gedächtnis

Auch nach einem leichten Schlaganfall zu empfehlen.

Zutaten für 1 Glas

10 Karotten
3 cm frischer Ingwer (Bio-Ware)
2 Äpfel
1 Knoblauchzehe

Zubereitung

Karotten putzen und den Knoblauch schälen. Alle Zutaten in Stücke schneiden und in den Entsafter geben. Vor den Mahlzeiten ein Glas davon trinken. Die Saftkur sollte nach drei bis vier Wochen zum Erfolg führen.

Burn-out-Syndrom, Erschöpfung und Schlafstörungen

Stress und Angstzustände, Mobbing, Überlastung im Berufs- wie Privatleben – fast jeder leidet hin und wieder darunter. Problematisch wird es, wenn sich daraus ein Dauerzustand entwickelt. Auch die Pandemie hat dazu beigetragen, dass das Burn-out-Syndrom, eine allgemeine Erschöpfung und Schlafstörungen weitverbreitet sind – und man in einen wahren Teufelskreis gerät: Zu wenig Schlaf führt zu mehr Erschöpfung und Stress – und das wiederum zu noch mehr Überlastung. Es ist schwer, eine solche Situation wieder in den Griff zu bekommen.

Ingwer enthält Aminosäuren, die Vorstufen zu den Hormonen Melatonin, Serotonin und Dopamin sind – also dem »Schlafhormon« und zweier »Glückshormone«. Mit anderen Worten: Wer ganz bewusst viel Ingwer zu sich nimmt, dem hilft das Rhizom, zu neuer Ruhe, Entspannung und Kraft zu finden. Und das ist ein wichtiger Anti-Stress-Faktor:

- Purer Ingwertee (am besten zwei bis drei Tassen täglich), als Auszug oder Abkochung, verhilft zu mehr Ruhe – auch im Magen-Darm-Bereich.
- Im Sommer empfiehlt sich Ingwerwasser für die tägliche Flüssigkeitszufuhr. Es lässt sich bestens in Flaschen abfüllen: für unterwegs, für den Job und für Freizeitaktivitäten.
- Ein Übriges tun Sie, wenn Sie bei der Zubereitung von Speisen auf Rezepte achten, die frischen Ingwer enthalten.
- Ingwer-Shots oder Smoothies mit Ingweranteil sind besonders empfehlenswert.

Ingwer-Teemischung gegen Schlafstörungen

Zutaten für 1 Tasse

½ cm frischer Ingwer

10 g getrocknete Baldrianwurzel (aus der Apotheke)

10 g Melissenblätter

10 g Koriandersamen

20 g Johanniskraut

300 ml kochendes Wasser

Zubereitung

Kräuter mischen und in einer gut verschließbaren Dose aufbewahren. Je zwei Teelöffel der Mischung und den frischen, in dünne Scheiben geschnittenen Ingwer mit dem kochenden Wasser übergießen. Zehn Minuten ziehen lassen, dann abseihen. Vor dem Schlafen eine halbe Tasse ungesüßten Tee trinken.

Ingwer-Melisse-Bad für besseren Schlaf

Zutaten

3–4 cm frischer Ingwer

1 Handvoll frische Melissenblätter (alternativ: 2 TL getrocknetes Kraut)

2 kleine Mullsäckchen

Anwendung

Geriebenen Ingwer und Melisse jeweils in ein Säckchen füllen und in die Badewanne unter den einlaufenden Wasserstrahl legen. Wanne mit Wasser füllen (Temperatur etwa 38 Grad). Die Kräutersäckchen gut ausdrücken, bevor man in die Wanne steigt. Badezeit etwa fünfzehn Minuten.

Ingwer-Gemüse-Saft zur Stimmungsaufhellung

Zutaten für 1 Glas

3 Spinatblätter

5 Karotten
½ Paprikaschote
2 cm frischer Ingwerwurzel

Zubereitung
Gemüse putzen und alles in grobe Stücke schneiden. Ingwer (Bio-Ware ungeschält) in Scheiben schneiden. Alles in den Entsafter geben und mehrmals pro Woche ein Glas trinken.

Ingwer-Entspannungsbad

100 Gramm frischen, geriebenen Ingwer in ein Tuch oder einen Teefilter aus Stoff geben und ein Bad einlassen. Den Ingwer direkt unter das einfließende Wasser halten. Etwa fünf Minuten ziehen lassen. Fünfzehn Minuten in etwa 38 Grad warmem Wasser baden.

Diabetes

Diabetes mellitus (landläufig als »Zuckerkrankheit« bezeichnet) ist eine Sammelbezeichnung für mehrere Erkrankungen des Stoffwechsels, die zu einem erhöhten Blutzuckerspiegel führen, weil die Erkrankten entweder einen Mangel an Insulin haben oder aber dieses Hormon in ihrem Körper nur eine verminderte Wirkung zeigt. Man weiß heute durch umfangreiche Studien, dass Ingwer bei Diabetes helfen kann – allerdings nicht als Soforthilfe, sondern über einen längeren Zeitraum. In klinischen Versuchen bekamen Patienten und Patientinnen eine Tagesdosis von 1600 bis 4000 Milligramm Ingwer (durch Präparate). Das Ergebnis: Der täglich gemessene Blutzucker in nüchternem Zustand änderte sich zwar nicht, wohl aber der Blutzuckerspiegel in der Langzeitmessung.

Für Diabetes-Patienten und -Patientinnen ist es also

durchaus von Vorteil, täglich Ingwer zu sich nehmen – auch als »Hausmittel« in Form von Tee oder Ingwerwasser:

- Täglich zwei bis drei Tassen Ingwertee (als Auszug oder Abkochung) trinken.
- Ingwerwasser als tägliche Flüssigkeitszufuhr (eineinhalb bis zwei Liter täglich) ist eine gute Alternative zum Ingwertee.
- Frischer Ingwer als Zutat zu Speisen und Getränken.
- Wichtiger Hinweis: Als Diabetiker oder Diabetikerin dürfen Sie keinen kandierten Ingwer essen und Tees, Ingwerwasser oder -Shots sowie andere Ingwerrezepte nicht mit Honig, Zucker oder Sirup süßen. Verwenden Sie Fruchtzucker und achten Sie darauf, die entsprechenden Mengen mit den Broteinheiten zu verrechnen!

Erkältung, Halsschmerzen und Husten

Erkältungen kommen zwar in der kalten Jahreszeit am häufigsten vor, aber auch im Sommer kann man sich anstecken. Keinesfalls ist eine Erkältung – oft mit Schnupfen, Halsschmerzen, Husten oder sogar Fieber einhergehend – mit einer Grippe zu verwechseln und schon gar nicht mit einer Ansteckung mit COVID-19 (da bringt ein Test schnelle Aufklärung!). Gerade an der »normalen« Erkältung sind viele unterschiedliche Krankheitserreger beteiligt – und das bedeutet, dass die Symptome ebenfalls breit gefächert sind. Kinder leiden übrigens viel öfter unter Schnupfennasen: Bereits kleinere Schwellungen können die Atemwege bei ihnen beeinträchtigen, weil die Übergänge von Nase zum Rachen viel kürzer sind als bei Erwachsenen.

Ingwer enthält sowohl antibiotische als auch antibakterielle Wirkstoffe. In Kombination mit Honig ist er ein fast unschlagbares Hausmittel bei Erkältungen:

- Ein bis zwei Teelöffel Ingwerhonig in Tee oder heißem Wasser, mehrmals täglich getrunken, hält die Erkältung schnell in Schach. Die Dämpfe der Scharfstoffe sorgen zudem dafür, dass die Nase frei wird.
- Ingwertee (als Aufguss oder Abkochung) ist ebenfalls ein gutes Mittel bei Erkältungen. Mehrmals täglich 250 ml trinken.

Schnelle Hilfe: Ingwertinktur in Tee oder Wasser

Ein bis zwei Teelöffel Ingwertinktur in Tee oder Wasser einnehmen. Nach Geschmack mit Honig, braunem Zucker, Kandis oder Sirup (Ahorn, Zuckerrübe, Agave) süßen.

Ingwer-Dampf bei Schnupfen und Husten

Zutaten

3–4 cm frischer Ingwer

1 l kochendes Wasser

Zubereitung

Ingwer fein reiben, in eine Schüssel geben und das kochend heiße Wasser darüber schütten. Den Kopf über die Schüssel halten und die Dämpfe einatmen. Dabei ein großes Handtuch über Schüssel, Kopf und Oberkörper legen, damit die Dämpfe nicht zu rasch verfliegen. Maximal fünfzehn Minuten einatmen.

Ingwerhonig gegen Husten

Ein bis zwei Teelöffel Ingwerhonig in heißem Tee oder pur ein Teelöffel dreimal täglich.

Ingwer-Wasser zum Gurgeln bei Halsschmerzen

Zutaten

100 ml heißes Wasser

1 cm frischer Ingwer

Zubereitung

Ingwer in Scheiben schneiden und in ein Glas geben, das heiße Wasser darüber gießen. Ein paar Minuten ziehen lassen. Wenn das Wasser nicht mehr zu heiß ist, damit gurgeln.

Hinweis: Regelmäßiges Gurgeln mit Ingwerwasser hilft vorbeugend gegen Halsschmerzen und Erkältungen.

Ingwer-Zimt-Tee gegen Halsschmerzen

Zutaten für 1 Person

300 ml Wasser

2 cm frischer Ingwer

1 kleine Zitrone

½ Zimtstange

Süßungsmittel nach Geschmack: Honig, brauner Zucker, Kandis oder Sirup (Ahorn, Zuckerrübe, Agave)

Zubereitung

Das Wasser zum Kochen bringen. Zitrone auspressen und den Saft zugeben. Zimtstange und den in feine Scheiben geschnittenen Ingwer (Bio-Ware ungeschält) ebenfalls ins Wasser geben. Zehn Minuten köcheln lassen, danach abseihen. Nach Geschmack süßen und möglichst heiß trinken.

Tipp

- Bei akuten Halsschmerzen alle zwei Stunden eine Tasse, beim Abklingen der Schmerzen drei- bis viermal tagsüber eine Tasse trinken.

Infektionen

Neben Erkältungen hat unser Körper manchmal mit anderen Infektionen zu kämpfen. Ingwer ist durch seine Inhaltsstoffe bestens geeignet, die Heilung zu unterstützen und zu beschleunigen. Seine antibakterielle (antimikrobielle) Wirkung ist ebenso nachgewiesen wie die antibiotische. Bei einer Infektion empfiehlt es sich also durchaus, die Behandlung durch Ingwer zu unterstützen:

- Ingwer-Shots bringen einen ersten Booster an Wirkstoffen.
- Regelmäßiges Trinken vom Ingwertee (als Auszug oder Abkochung) sorgt für die Zufuhr wichtiger Wirkstoffe, die Infektionen bekämpfen. Am besten zwei bis drei Tassen täglich!
- Ingwerwasser ist ideal für die tägliche Flüssigkeitszufuhr (eineinhalb bis zwei Liter), man kann es gut für unterwegs, für Job und Freizeitaktivitäten abfüllen und mitnehmen.
- Zwei bis drei Teelöffel Ingwerhonig eignen sich als Zutat zu Müsli, Joghurts oder Smoothies.

Ingwer-Preiselbeer-Saft bei häufigen Harnwegsinfektionen

Zutaten für 1 Glas

3 cm frischer Ingwer

100 g Preiselbeeren

5 Äpfel

Zubereitung

Ingwer in Stücke schneiden, Äpfel vierteln oder achteln. Alles mit den Beeren in den Entsafter geben. Jeweils ein Glas Saft vor den Hauptmahlzeiten trinken, als Saftkur über mehrere Wochen.

Kopfschmerzen und Migräne

Kopfschmerzen können unterschiedliche Ursachen haben: Von »primären Kopfschmerzen« spricht man, wenn es für diese Beschwerden keine äußere Ursache gibt – also beispielsweise einen Unfall wie einen Schlag auf den Kopf oder wenn eine andere Erkrankung der Auslöser ist. Auch manche Medikamente können Kopfschmerzen auslösen. Unter den primären Kopfschmerzen sind Spannungskopfschmerz und Migräne am häufigsten. Auslöser für Spannungskopfschmerzen sind Muskelverspannungen – und die wiederum haben als Ursache oft körperliche Fehlhaltungen oder zu viel an Stress in Job und/oder Privatleben. Übermäßiger Lärm durch Maschinen kann ebenfalls ein Auslöser sein oder bestimmte Lichtverhältnisse (etwa von Computer-, Tablet- oder Smartphone-Bildschirmen).

Migräne ist ein stechender Kopfschmerz, der oft nur im vorderen Kopfbereich oder halbseitig auftritt und so starke Schmerzattacken auslöst, dass es zu übermäßiger Licht- und Geräuschempfindlichkeit, Übelkeit und sogar zu Erbrechen kommen kann. Migräneattacken können mehrere Stunden bis Tage andauern.

Ingwer kann Kopfschmerzen zwar nicht vorbeugen – auch Migräneattacken nicht. Bei akuten Anfällen jedoch hilft er gegen Übelkeit und lindert die Schmerzempfindlichkeit:

- Soforthilfe: Kauen Sie eine dünne Scheibe frischen Ingwer.

- Ist Ihnen das zu scharf, können Sie einen Teelöffel geriebenen Ingwer mit einem Esslöffel Honig oder etwas Saft vermischen.
- Ingwertee hilft ebenfalls schnell. Am besten fünfzehn Minuten ziehen lassen und mit Honig süßen.

Massage mit Ingwertinktur

Bei Kopfschmerzen einige Tropfen der Tinktur (siehe S. 142) in etwas Pflanzenöl geben und die Mischung an Stirn oder Schläfen sanft in die Haut einmassieren.

Ingwer-Kardamom-Öl gegen Kopfschmerzen

Wenn Sie reines Ingweröl im Haus haben, mörsern Sie zwei bis drei Kardamomsamen und mischen Sie dies unter fünf Esslöffel Ingweröl. Einige Stunden ziehen lassen, dann Stirn oder Schläfen damit sanft, ohne viel Druck massieren.
Alternativ: Zwei bis drei Tropfen des Ingwer-Kardamom-Öls in Honig geben, gut vermischen und zwei Teelöffel dieses Honigs in 250 ml Tee oder lauwarmes Wasser einrühren. Vor dem Zubettgehen trinken.

Grüner Ingwer-Saft bei Migräne

Zutaten für 1 Portion

1 kleine Zwiebel
3 Kohlblätter
2 cm frischer Ingwer
2 Knoblauchzehen
50 g Petersilie

Zubereitung

Zwiebel und Knoblauch schälen, Ingwer in große Stücke teilen (Bio-Ware ungeschält). Alles in den Entsafter geben und vor den Mahlzeiten jeweils mindestens 50 ml trinken.

Ingwer-Zitrus-Saftkur gegen Migräne

Zutaten für 1 Glas

2 Acerolakirschen (alternativ: 1 TL Acerolapulver)
2 cm frischer Ingwer
1 Grapefruit
2 Gravensteiner Äpfel
1 Blutorange

Zubereitung

Zitrusfrüchte schälen und in Spalten teilen, Äpfel vierteln oder achteln, Ingwer in Stücke schneiden (Bio-Ware ungeschält). Alle Zutaten in den Entsafter geben und von dieser Mischung dreimal täglich 200 ml trinken. Als Saftkur über mehrere Monate hinweg.
Hinweis: Wenn Sie Acerolapulver verwenden, wird dies in den ausgepressten Saft eingerührt.

Ingwer-Gemüse-Saftkur gegen Spannungskopfschmerzen

Zutaten für 1 Person

3 cm frischer Ingwer
15 Karotten
8 Kohlblätter
1 weiße Rübe
2 süßliche Äpfel (z. B. Golden Delicious)

Zubereitung

Alle Zutaten vorbereiten und in den Entsafter geben. Sofort nach dem Aufstehen mindestens 300 ml trinken, im Laufe des Vormittags noch einmal 200 ml, am frühen Nachmittag 200 ml und abends 300 ml. Als Saftkur mindestens acht bis zehn Wochen lang.

Magen-Darm-Erkrankungen, Verdauungsprobleme und Appetitlosigkeit

Magen- und Darmbeschwerden kennt wohl jeder – und es sind genau jene Beschwerden, gegen die Ingwer als Hilfsmittel allgemein bekannt ist. Seine Wirkstoffe entkrampfen, entspannen und beruhigen den Magen-Darm-Trakt und wirken sowohl entzündungshemmend als auch antibiotisch. Mit länger anhaltenden Magen-Darm-Problemen müssen Sie jedoch auf jeden Fall in die Arztpraxis, um abklären zu lassen, was die genaue Ursache der Beschwerden ist. Die ersten Symptome von einem Reizmagen oder einem Reizdarm unterscheiden sich nämlich nicht sehr von denen einer Gastritis oder gar einem Magengeschwür. Auch eine Durchfallerkrankung gehört in ärztliche Behandlung, wenn sie länger als drei bis vier Tage dauert und sie mit Hausmitteln nicht auskuriert werden kann:

- Schnelle Hilfe bringt Ingwertee als Abkochung. Eine große Tasse (300 ml) möglichst warm in kleinen Schlucken trinken. Mit Honig süßen.
- Schnelle Hilfe bei Übelkeit und Krämpfen: Wenn Sie reinen Ingwerhonig im Haus haben, mischen Sie einen viertel Teelöffel Nelkenpulver unter fünf Esslöffel Ingwerhonig. Einige Stunden ziehen lassen. Ein bis zwei Teelöffel des Honigs in 250 ml Tee oder lauwarmes Wasser einrühren und trinken.
- Schnelle Hilfe bei Verdauungsbeschwerden: Wenn Sie reinen Ingwerhonig im Haus haben, mischen Sie eine gute Prise geriebene Muskatnuss unter fünf Esslöffel Ingwerhonig. Einige Stunden ziehen lassen. Ein bis zwei Teelöffel des Honigs in 250 ml Tee oder lauwarmes Wasser einrühren und trinken.

- Schnelle Hilfe bei Durchfall: Einige Ingwerscheiben kochen, abkühlen lassen und dann langsam kauen.

Ingwertinktur in Tee oder Wasser

Ein bis zwei Teelöffel Ingwertinktur in Tee oder warmem Wasser einnehmen. Nach Geschmack mit Honig, braunem Zucker, Kandis oder Sirup (Ahorn, Zuckerrübe, Agave) süßen.

Ingwer-Nelken-Öl bei Übelkeit und Krämpfen

Ingweröl herstellen (siehe S. 142) und einige fein gemörserte Gewürznelken zugeben. Zwei bis drei Tropfen des Ingwer-Nelken-Öls in Honig geben, gut vermischen und ein bis zwei Teelöffel dieses Honigs in 250 ml Tee oder lauwarmem Wasser einrühren und trinken.

Ingwer-Muskatnuss-Öl bei Verdauungsbeschwerden

Ingweröl herstellen (siehe S. 142) und eine großzügige Prise fein geriebene Muskatnuss zugeben. Dann zwei bis drei Tropfen des Ingwer-Muskatnuss-Öls unter fünf Esslöffel Honig mischen und ein bis zwei Teelöffel dieses Honigs in 250 ml Tee oder lauwarmem Wasser einrühren und trinken.

Ingwer-Petersilien-Tee bei Gastritis

Zutaten für 1 Tasse

1 TL getrockneter Ingwer
1 TL getrocknete Petersilienwurzel
250 ml kochendes Wasser

Zubereitung

Ingwer und Petersilienwurzel fein mörsern (oder in der Apotheke bereits als Pulver kaufen). Mit dem kochenden

Wasser übergießen, zehn Minuten ziehen lassen und abseihen. Dreimal täglich vor den Mahlzeiten trinken.
Hinweis: Dieser Tee wirkt appetitanregend und ist sehr harntreibend.

Wie Ingwer bei Gastritis und Reizdarm hilft

Selbstverständlich müssen Sie durch eine ärztliche Diagnose abklären lassen, woran genau Sie leiden: Schwerwiegende Erkrankungen wie Morbus Crohn, *Colitis ulcerosa* (eine chronische Entzündung des Dickdarms) oder ein Magengeschwür (*Ulcus ventriculi*) gehören in die medizinische Behandlung. Die Anfangssymptome sind allerdings bei Magenschleimhautentzündung und Reizdarm recht ähnlich: Sodbrennen, Völlegefühl, Appetitlosigkeit. Ingwer – das ist wissenschaftlich nachgewiesen – greift im Magen-Darm-Trakt in den Neurotransmitterhaushalt (Neurotransmitter sind chemische Botenstoffe) ein und sorgt so dafür, dass sich die Darmmuskeln entspannen. Es reicht bereits aus, wenn man den Ingweranteil auf dem täglichen Speiseplan auf etwa ein Gramm erhöht. Wer unter Durchfall leidet, kann etwas Ingwer-Schokolade naschen; wer allerdings zu Verstopfung neigt, greift eher zu kandiertem Ingwer oder Ingwergebäck.

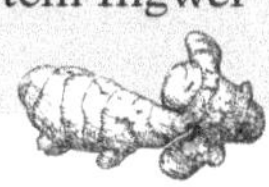

Ingwer-Rote-Bete-Saft bei empfindlichem Darm

Zutaten für 1 Glas

3 cm frischer Ingwer
1 Knolle Rote Bete
10 Karotten
2 säuerliche Äpfel

Zubereitung
Ingwer in dicke Scheiben schneiden (Bio-Ware ungeschält), Äpfel und Rote Bete vierteln oder achteln, Karotten schälen und in Stücke schneiden. Alle Zutaten in den Entsafter geben. Täglich 200 ml trinken, als Saftkur eine Woche lang.

Ingwer-Apfel-Saft gegen hartnäckigen Durchfall

Zutaten für 1 Glas
1 Mandarine
3 cm frischer Ingwer
3 säuerliche Äpfel

Zubereitung
Mandarine schälen und in Spalten teilen, Äpfel vierteln oder achteln, Ingwer in dicke Scheiben schneiden (Bio-Ware ungeschält). Alles in den Entsafter geben und dreimal täglich 150 ml trinken, bis Besserung eintritt.

Wurzeltrunk bei Appetitlosigkeit durch Gallenprobleme

Zutaten (alle getrocknet) für 1 Wochenration
30 g Zitwerwurzel (Weiße Curcuma)
30 g Ingwer
30 g Löwenzahnwurzel
30 g Kalmuswurzel
30 g Enzianwurzel
½ l Wasser
¼ l Süßwein (alternativ: Likör)

Zubereitung
Alle Wurzelzutaten fein mörsern. Wasser und Wein mischen, zwei Esslöffel der gemörserten Wurzeln hinzugeben und langsam zum Kochen bringen. Abseihen und abkühlen lassen.

Vom Wurzeltrunk eine Woche lang tagsüber alle ein bis zwei Stunden ein Schnapsglas davon trinken.
Hinweis: Die Mischung der gemörserten Wurzeln reicht für eine Woche. Trocken in einer gut verschließbaren Dose aufbewahren.

Kümmel-Ingwer-Tee zur Appetitanregung

Zutaten für die Teemischung
15 g Kümmelsamen
15 g getrockneter Ingwer
30 g Süßholz
5 g Sternanis
½ l Wasser

Zubereitung
Alle Zutaten fein mörsern. Ein Esslöffel der Mischung mit einem halben Liter kochendem Wasser übergießen. Zehn Minuten ziehen lassen, dann abseihen. Jeweils nach dem Essen eine Tasse des Kümmel-Ingwer-Tees trinken.

Ingwer-Sternanis-Apfel-Drink zur Appetitanregung

Zutaten für 1 Wochenration
5 g Kardamom
5 g Koriandersamen
5 g getrockneter Ingwer
10 g Kümmel
10 Körnchen Sternanis
2 Gewürznelken
15 g getrocknete Löwenzahnblüten (Apotheke oder Kräuterladen)
3 Zweige Melisse
5 Stiele Gänsefingerkraut (Apotheke)

10 EL Honig
1 l Apfelsaft

Zubereitung
Sämtliche Gewürze in ein Gefäß geben, den Honig darüber geben und alles zusammen im Apfelsaft aufkochen. Zwei Stunden abkühlen lassen, wieder aufkochen, erneut abkühlen lassen. Nach dem dritten Aufkochen sorgfältig abseihen. Vor den Hauptmahlzeiten ein Schnapsglas davon trinken.

Kandierter Ingwer gegen Appetitlosigkeit

Vor den Mahlzeiten einige Stückchen kandierten Ingwer essen, je schärfer, umso besser.

Löwenzahn-Gelee als Kur bei Appetitlosigkeit

Zutaten
500 g Löwenzahnblüten (Apotheke oder Kräuterladen)
Saft von 1 Zitrone
200 ml abgekochtes Wasser
3 Orangen
½ TL Ingwerpulver
Gelierzucker

Zubereitung
Löwenzahnblüten mit dem Zitronensaft in einen Topf geben und so viel abgekochtes Wasser darüber gießen, dass die Blüten bedeckt sind. Den Blütenansatz zwölf Stunden kalt stellen, durch ein Tuch oder ein Sieb fest ausdrücken. Orangen schälen und filetieren (alles Weiße entfernen). Blütenansatz, Orangen und Ingwerpulver aufkochen. Nach etwa zwölf Minuten so viel Gelierzucker zugeben, dass ein streichfähiges Gelee entsteht. Heiß in ein sauberes Twist-off-Glas füllen, verschließen und über Kopf stellen, bis das Gelee

abgekühlt ist. Jeden Morgen ein Teelöffel des Löwenzahngelees einnehmen.
Hinweis: Falls Sie die Löwenzahnblüten selbst sammeln, achten Sie bitte darauf, alles Grün und die Außenblätter zu entfernen. Blüten vor der Verwendung waschen.

Was sind eigentlich Twist-off-Gläser?

Twist-off-Gläser haben kein »normales« Gewinde, sondern einen einzigen umlaufenden Wulst, in den der fest schließende Deckel greift. Mit lediglich einer Vierteldrehung lassen sich solche Gläser öffnen und wieder luftdicht verschließen. Es gibt sie in allen möglichen Größen und Formen. Sie sind optimal zum Einmachen von Gelee oder Marmelade, für die Zubereitung des Ingwerhonigs und zum Einlegen von Obst und Gemüse. Achten Sie darauf, dass Sie besonders sauber arbeiten: Es dürfen keine Verschmutzungen ins Glas gelangen, sonst kann der Inhalt gären oder schimmeln.

Mund, Rachen, Zähne

Wer empfindliche Mundschleimhäute hat, reagiert oft schon auf kleinste Reizungen sehr sensibel. Das mag ein allzu scharfes Gewürz sein, zu heiße Getränke oder Speisen, zu viel Säure oder allergische Reaktionen auf bestimmte Nahrungsmittel oder Medikamente. Es kann dann zur Bildung von Aphten kommen – das sind weiße Flecken in der Mundschleimhaut an Wangeninnenseite, Zunge und Gaumen. Oft sind sie von einem roten, entzündeten Rand umgeben, wodurch das Kauen und Schlucken unangenehm wird.

Ingwer ist zwar ein hervorragendes Mittel gegen solche Entzündungen, kann aber wegen seiner Scharfstoffe manchmal kaum frisch verzehrt werden. Es empfiehlt sich dann:

- Lauwarmen Ingwertee oder Ingwerwasser zum Mundspülen.
- Die Mischung von Beinwell und Ingwer trägt besonders zur Abheilung von Aphten oder anderen Verletzungen in der Mundschleimhaut bei.

Ingwer-Beinwell-Mundspülung

Zutaten für 1 Tasse

5 g getrockneter Ingwer

5 g Beinwellwurzel (Apotheke oder Kräuterladen)

200 ml Wasser

Zubereitung und Anwendung

Ingwer und Beinwell fein mörsern und im Wasser aufkochen. Zehn Minuten köcheln lassen, dann abseihen. Nach dem Abkühlen den Mund gründlich (mindestens zwei Minuten) spülen, am besten etwa dreißig Minuten vor jeder Mahlzeit und abends vor dem Schlafengehen.

Ingwer-Karotten-Saft bei Rachenbeschwerden

Zutaten für 1 Glas

2 cm frischer Ingwer

4 Zweige Brunnenkresse

4 Karotten

2 Blumenkohlröschen

Zubereitung

Karotten putzen und zerkleinern, Ingwer in Stücke schneiden (Bio-Ware ungeschält). Alle Zutaten im Entsafter auspressen. Den Saft täglich trinken.

Ingwer-Ananas-Saftkur gegen Zahnfleischbluten

Zutaten für 1 Glas

1 Ananas

3 cm frischer Ingwer

2 säuerliche Äpfel

Zubereitung

Alles grob zerkleinern und in den Entsafter geben. Über den Zeitraum von etwa einem halben Jahr täglich ein Glas (250 ml) trinken.

Ingwer-Tomaten-Kohl-Saftkur zur Zahnfleischkräftigung

Zutaten für 1 Tagesportion

2 Tomaten

3 cm frischer Ingwer

15 Kohlblätter

20 Karotten

Zubereitung

Alle Zutaten in den Entsafter geben. Täglich dreimal ein Glas trinken, als Kur über mindestens drei Monate.

Ingwer-Brombeer-Saft gegen Zahnfleischentzündung

Zutaten für 1 Tagesportion

10 Brombeeren

3 cm frischer Ingwer

2 säuerliche Äpfel

15 Karotten

Zubereitung

Alle Zutaten in den Entsafter geben und dreimal täglich vor

den Mahlzeiten jeweils ein Glas (200 ml) trinken. Als Kur für etwa sechs Monate.

Rücken- und Muskelschmerzen

Gut ein Drittel der Bundesbürger leidet unter Rückenproblemen. Die Ursache sind oft Bewegungsmangel und Haltungsfehler. Wenn es dann noch zu einem »Hexenschuss« (medizinisch: Lumbago, Lumbalgie oder Lumbalsyndrom) oder Ischias (medizinisch: Ischialgie) kommt, werden wir zunächst vollends unbeweglich, weil die Schmerzen unerträglich scheinen. Bettruhe ist jedoch bei Rückenschmerzen, seien sie noch so schlimm, genau das Falsche: Bewegung ist die bessere Lösung.

Sportverletzungen wie Verkrampfungen und Zerrungen entstehen vor allem bei Muskeln, die sich über nicht nur ein, sondern mehrere Gelenke erstrecken: beispielsweise den Waden- und Oberschenkelmuskeln, den Oberarmmuskeln.

Schulter-Nacken-Verspannungen tauchen meist bei sitzenden Berufen auf: Sekretärinnen, Buchhalter und Menschen, die den ganzen Tag in der gleichen Haltung am Computer arbeiten. Die Folge sind dann schmerzhafte Reaktionen des Bindegewebes.

Als Hausmittel haben sich die Scharfstoffe des Ingwers bei Rücken- und Muskelschmerzen bewährt. Sie sorgen für eine gute Durchblutung, erwärmen den Muskel und entspannen ihn damit:

- Um Entzündungen und Schmerz abklingen zu lassen, empfiehlt sich Ingwertee als Auszug oder Abkochung. Zwei bis drei Tassen, nach Geschmack gesüßt, über den Tag verteilt trinken.

- Bei Verspannungen hilft eine Massage der betroffenen Muskelpartien mit Ingweröl: zwei bis drei Tropfen Ingweröl mit einem Esslöffel Jojoba- oder Mandelöl vermischen.

Heiße Ingwerauflage bei Muskelverspannungen

Zutaten
1–2 cm frischer Ingwer
150 ml Wasser
1 Baumwolltuch

Zubereitung und Anwendung
Ingwer reiben und in einer Schüssel mit kochendem Wasser übergießen, zehn Minuten ziehen lassen. Die Flüssigkeit durch das Tuch abgießen, sodass der geriebene Ingwer sich auf dem Stoff sammelt. Etwa handflächengroß verteilen, das Tuch darüber falten und vorsichtig auf die schmerzende Stelle drücken. Wenn das Ganze abgekühlt ist, kann man den Sud neu erhitzen und den Vorgang wiederholen.

Menstruationsschmerzen (Dysmenorrhoe)

Die monatliche Regel ist bei vielen Frauen verbunden mit starken Blutungen und krampfartigen Schmerzen in Unterleib und Rücken. Oft ist die Periode mit Blässe, Schwäche, Müdigkeit und Bauchschmerzen begleitet.

Die Inhaltsstoffe von Ingwer wirken entkrampfend und wärmend und helfen so bei Menstruationsbeschwerden:

- Schnelle Hilfe zur Entspannung und Entkrampfung: Essen Sie ein paar Stückchen kandierten Ingwer. Oder kauen Sie einige dünne Scheiben rohen, frischen Ingwer.

- Trinken Sie bereits ein oder zwei Tage vor der Regelblutung täglich zwei bis drei Tassen Ingwertee (als Auszug oder Abkochung) und setzen Sie dies an den ersten Tagen der Menstruation fort.
- Ingwerwasser für die tägliche Flüssigkeitszufuhr (eineinhalb bis zwei Liter täglich) ist als Alternative im Sommer empfehlenswert.
- Um langfristig Menstruationsbeschwerden vorzubeugen, ist der Genuss von frischem oder auch getrocknetem Ingwer in möglichst vielen Speisen empfehlenswert.

Ingwerauflage bei Bauchkrämpfen

Zutaten

5–7 cm frischer Ingwer
1 l heißes Wasser
1 Baumwolltuch, feucht
2 Baumwolltücher, trocken
1 Handtuch, vorgewärmt

Zubereitung und Anwendung

Die Ingwerknolle reiben. Das Baumwolltuch vorsichtig ins heiße Wasser legen und auswringen. Geriebenen Ingwer mittig aufs Tuch streichen und die Ecken so einschlagen, dass eine längliche Kompresse entsteht. Sie wird zwischen die beiden trockenen Tücher gelegt. Die Kompresse im Liegen auf den Unterleib platzieren, das Handtuch darüber ausbreiten – und ruhen.

Tipp

– Wenn Sie die Ingwerauflage schon an den Tagen vor der Menstruation auflegen, werden Sie weniger Krämpfe haben.

»Krampfbutter«: Ein Hausmittel gegen Menstruationsschmerzen

Zutaten

3 TL getrocknetes Gänsefingerkraut, fein gemörsert
1 EL Tomatenmark
1 Bund Schnittlauch, fein gehackt
½ cm frischer Ingwer, gerieben
½ TL Koriandersamen, gemörsert
½ TL Meersalz
250 g zimmerwarme Butter

Zubereitung

Alle Zutaten unter die weiche Butter mischen. Die »Krampfbutter« als Brotaufstrich, mit kaltem Braten, Fisch, Quark, Käse oder Tomaten genießen.

Ingwer-Maracuja-Saft zum Hormonausgleich

Zutaten für 1 Glas

2 Blutorangen
2 Maracujas
2 cm frischer Ingwer
1 säuerlicher Apfel

Zubereitung

Orangen und Maracujas schälen und zerteilen, Apfel vierteln oder achteln, Ingwer in Stücke schneiden (Bio-Ware ungeschält). Alles in de Entsafter geben – und regelmäßig kurz vor und an den Menstruationstagen trinken.

Krebstherapie

Zwar gibt es Hinweise, dass Inhaltsstoffe des Ingwers gegen Krebs wirken könnten. Die wissenschaftlichen Studien dazu reichen aber bei Weitem nicht aus, um auch nur andeutungsweise davon sprechen zu können, es gäbe bald eine auf Ingwer basierende Krebstherapie. Es existieren derzeit noch keine klinischen Studien mit Menschen, sondern lediglich einige Labor- und Tierversuche, die nahelegen, dass die in Ingwer enthaltenen Scharfstoffe wie Gingerole und Shogaole das Wachstum von Krebszellen vermindern oder dazu führen, dass sie sich selbst zerstören, dass sie außerdem dazu beitragen könnten, dass solche Zellen nicht medikamentenresistent werden. Verifiziert für den Menschen ist dies leider nicht – und deshalb sollte man bei niemandem die Hoffnung wecken, mit Ingwer ließe sich Krebs heilen.

Eindeutig bewiesen: Ingwer gegen Übelkeit bei der Chemotherapie

Ingwer beziehungsweise einige seiner Inhaltsstoffe helfen gegen die Übelkeit, die vielfach mit einer Chemotherapie einhergeht. Die Patienten und Patientinnen leiden meist auch unter heftigem Erbrechen, sie haben außerdem wenig Appetit. Daher sind sie oft nur bedingt in der Lage, ihren durch Operation und Chemotherapie geschwächten Körper mit ausreichend Nährstoffen zu versorgen, um wieder Kraft und Energie aufzubauen und zu gesunden. Ingwer wirkt auf bestimmte Botenstoffe im Gehirn ein, die das Erbrechen auslösen, und sorgt so dafür, dass auch die Übelkeit abnimmt.

Bei einer bevorstehenden Chemotherapie (ob als neoadjuvante Chemotherapie vor oder als adjuvante

Therapie nach einer Operation) kann die Einnahme von Ingwer bereits im Vorfeld Magen-Darm-Probleme vermindern. Man sollte das aber selbstverständlich immer mit dem Arzt oder der Ärztin besprechen und abklären.

Untersuchungen zeigen, dass Ingwer als Tee gegen die Auswirkungen der Chemotherapie hilft, aber auch Ingwerpräparate werden mittlerweile erfolgreich eingesetzt. Es kann also keinesfalls schaden, sich mit Ingwertee (als Aufguss oder Abkochung), Ingwerwasser und frischem Ingwer als Gewürz oder Aromazutat auf die Chemotherapie vorzubereiten.

Ingwer in der Tiermedizin

In der Veterinärmedizin wird Ingwer bei Pferden seit 2002 eingesetzt. Auch bei Hunden kann eine Schmerztherapie mit Ingwer unterstützt werden. Wenn Ihr Hund Ingwer mag, spricht nichts dagegen, frischen oder getrockneten Ingwer unters Futter zu mischen, um in einer zweiwöchigen Kur Schmerzsymptome von Gelenk- und Magenbeschwerden zu lindern. Dauerhaft sollte man die Knolle nicht zufüttern, denn dies könnte dazu führen, dass eine Erkrankung unerkannt bleibt und die entsprechende Behandlung verschleppt wird. Sowohl für Pferde als auch für Hunde gilt: Sprechen Sie die »Ingwertherapie« in der Tierarztpraxis ab.

In der Hühnerhaltung für Legehennen wurde die Zugabe von Ingwer ebenfalls untersucht – mit positivem Ausgang: Hühner, in deren Futter Ingwer beigemengt war, benötigten weniger Antibiotika. Das Gewicht der Eier erhöhte sich, die Qualität war besser und der Cholesteringehalt im Dotter geringer.

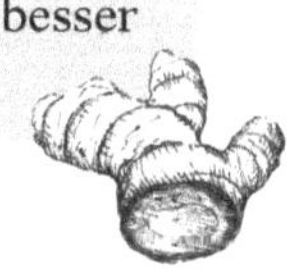

Kapitel 7 Aus der Praxis: Ingwer in der Küche

Ingwer gibt es mittlerweile in jedem Supermarkt zu kaufen: als Gewürzpulver ebenso wie als frische Knolle, in Sirup eingelegt oder getrocknet, als ganze Wurzel, in Scheiben oder Stücken. Es gibt ihn gefriergetrocknet in Stückchen und natürlich als Bestandteil diverser Gewürzmischungen: Ingwer ist Bestandteil von indischen Currys, auch passt er bestens zu Kardamom, Chili, Koriander (sowohl zu den Früchten als auch zu den Blättern), Zimt, Muskatnuss, Nelken oder Cumin (Kreuzkümmel). Selbst mit mittlerweile heimischen, aber ursprünglich mediterranen Gewürzpflanzen wie Basilikum, Estragon, Oregano, Rosmarin oder Thymian geht Ingwer eine hervorragende Verbindung ein.

Frischer und getrockneter Ingwer unterscheiden sich deutlich in ihrer geschmacklichen Wirkung. In der asiatischen Küche werden beide verwendet, wobei der Schwerpunkt eher auf frischen Ingwer liegt (in etwa münzdicke Scheiben geschnitten). In westlichen Ländern dagegen war traditionell eher getrockneter Ingwer üblich, meist in Pulverform. Heute allerdings ist frischer Ingwer überall bei uns erhältlich und wird deshalb auch mehr und mehr in der Küche verwendet.

Ingwer in europäischen Rezepten

In Deutschland spielt(e) Ingwer eher als süße Zutat eine Rolle, kandiert oder mit Schokolade überzogen oder im Weihnachtsgebäck, und damit sind wahrhaftig nicht nur Lebkuchen gemeint. Da Ingwer von alters her als magenstärkend gilt, wurde er früher zudem als Gewürz zu schweren Geflügel- und anderen Fleischgerichten verwendet. Doch das ist noch längst nicht alles.

Ingwer in der höfischen Küche

In alten Kochbüchern aus dem 15. und 16. Jahrhundert ist nachzulesen, dass Ingwer damals praktisch als unerlässlich galt, allerdings wohl eher bei Hofe oder reichen Bürgern, da er nicht billig und für jedermann zu haben war. Natürlich zeigte man seinen Status und seinen Reichtum auch dadurch, welche Gewürze in der Küche verwendet wurden. Dazu kommt, dass in jener Zeit grundsätzlich fast alle Speisen »überwürzt« wurden. Das hängt damit zusammen, dass Nahrungsmittel nicht wirklich konserviert werden konnten, insbesondere war eine gute Kühlung nahezu unmöglich. Und aus diesem Grund bekam so manches Stück Fleisch, vor allem Wildfleisch, einen *haut goût*, also einen weit über das erwünschte Aroma hinausgehenden und eher unangenehmen Geruch. Mit entsprechend exotischen und stark duftenden Gewürzen ließ sich dieser problemlos übertönen: Neben Ingwer gehörten Pfeffer, Nelken, Muskatnuss und Zimt zu den unerlässlichen Aromen der Speisen jener Zeit. Für uns heute kaum vorstellbar, gab es diese Gewürze, die wir heute eher zur Weihnachtsbäckerei zählen, zu Wildschwein und anderen Wildgerichten, Eierspeisen, Fisch und Gemüse. Als angenehmer »medizinischer« Nebeneffekt dieser exotischen Mischungen konnte wohl so manche Magenverstimmung oder gar Schlimmeres verhindert oder zumindest gemildert werden …

Die »Küchenmeisterei« aus dem Mittelalter

Nur wenige Jahrzehnte nach Erfindung des Buchdrucks (1440) gab es bereits das erste deutsche Kochbuch, nämlich die *Kuchemaistrey*, erschienen 1485 in Nürnberg. Man kann das schmale Büchlein im Original im Internet anschauen – und sucht man auf den nur zweiunddreißig Seiten nach dem Begriff »Ingwer«, wird man über fünfundzwanzigmal fündig – ein deutliches Anzeichen dafür, dass dieses Gewürz damals eine Selbstverständlichkeit war. Bis zur Jahrhundertwende 1500 wurde das Kochbuch von verschiedenen Druckern in Nürnberg, Augsburg und Mainz über zehnmal aufgelegt; es fand also reißenden Absatz – und das zu einer Zeit, in der bei Weitem nicht jeder des Lesens und Schreibens kundig war.

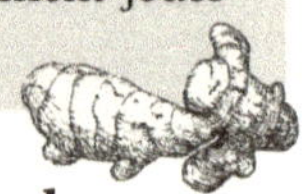

Die Goldene Ära des Ingwers in England

In einem Artikel der *Financial Times* vom Februar 2022 wird beschrieben, dass es zu Zeiten Elisabeths I. für wohlhabende Bürger in England üblich war, unter verschiedenen Ingwersorten wählen zu können. In dem 1585 publizierten Kochbuch *The Good Huswifes Jewell* beschrieb der Autor Thomas Dawson Ingwer (neben Muskatnuss und Zitronen) als »unverzichtbaren Bestandteil eines Festmahls«. Und das nicht nur in Süßspeisen, wie man seinen Rezepten entnehmen kann – selbst wenn die Zeitgenossen des Elisabethanischen Zeitalters Süßes bevorzugten. Hannah Woolley führte 1670 in ihrem umfassenden Werk über Haushaltsführung, *The Queen-*

Like Closet (»Frauenzimmers Zeitvertreib«), Ingwer in unzähligen Rezepten auf. Sie erwähnte darin auch spezielle Leckereien wie beispielsweise einen Schwanenkuchen, der mit Pfeffer, Salz und Ingwer gewürzt wurde.

Im Laufe der Zeit wurde der Genuss der Knolle jedoch immer alltäglicher. In vielen, auch bürgerlichen Haushalten gab es dekorative »Ingwergläser«, in denen preiswerter Ingwer aus China in Sirup eingelegt wurde. Irgendwann war es mit der Experimentierfreude der Köche allerdings vorbei: Im *Oxford Companion to Food*, einer Enzyklopädie über Lebensmittel, wird 1999 lapidar festgestellt, dass sich schon im 18. Jahrhundert die Verwendung von Ingwer fast ausschließlich auf hausgemachtes Ginger Ale, Kekse und Kuchen reduziert habe.

Ingwer in den Rezepten Asiens

Ingwer ist in den Küchen aller asiatischen Länder zu finden und zwar praktisch in jeder Variante: als süß-scharfes Aroma zu Suppen, Gemüsegerichten, Fisch und Fleisch, in kalten und heißen Getränken und auch in Desserts. Frischer junger Ingwer wird in Thailand zu einem köstlichen Ingwergetränk namens *khing sot* verarbeitet. Der Ingwertee aus Kaschmir ist berühmt, und in Nordchina kann man im Winter überall heißen Ingwertee kaufen, weil er »innerlich wärmt« und so Erkältungen gar nicht erst aufkommen lässt. In Japan schätzt man neben dem »normalen« Ingwer den schon erwähnten Myoga-Ingwer (siehe S. 54) – von ihm wird nicht, wie sonst üblich, das Rhizom verwendet, sondern Knospen und Stängel, manchmal auch die Blätter. Sie werden in dünne Scheiben geschnitten und frisch als Beilage zu allen möglichen Gerichten gereicht.

»Geschmackstarnung« mit Ingwer

Dass man mit Ingwer andere, vielleicht unerwünschte Aromen überdecken kann, wusste man nicht nur in der europäischen Küche des Mittelalters. Auch in asiatischen Ländern gilt Ingwer als perfekte »Geschmackstarnung«: In Myanmar bevorzugt man in der traditionellen Küche eher Süßwasserfische. Seefische werden zwar gegessen, doch der Meeresgeschmack wird mit Ingwer getarnt. In angemessener Menge verwendet, kann Ingwer so gut wie alles überdecken.

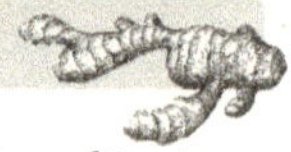

Das Prinzip von Yin und Yang steht in China für Ausgewogenheit und Balance und ist ein Grundprinzip des Lebens – es gilt auch in der Küche. Ingwer ist dort wichtig bei der Zubereitung von Soßen: Man achtet genau darauf, dass die Hauptbestandteile stets harmonisch ausgewogen sind: Ingwer und Salz, Reiswein und Essig werden nach dem Lebensmittel, das die Soße begleitet (also Fisch, Fleisch oder Gemüse), und der Jahreszeit variiert und entsprechend exakt dosiert. Die Harmonie zwischen Yin und Yang muss immer stimmen!

Ingwer als Aroma für Körper und Geist

Bei einer ayurvedischen Ernährung ist Ingwer neben vielen anderen Gewürzen eine wichtige Grundlage, da die indische Küche relativ fleischarm ist – und damit dem heutigen Trend zu vegetarischen oder veganen Rezepten sehr entgegenkommt. Diese Ernährung ist seit etwa 4000 Jahren bekannt, sie richtet sich nach bestimmten Typen aus, denen zugeordnete Speisen und Gewürze jeweils besonders guttun. Wie in der chinesischen Küche steht nicht allein die Nahrungsaufnahme im Vordergrund, sondern die Körper und Geist heilende Zusammenstellung einzelner Lebensmittel und Aromen.

In China legt man weniger Wert auf eine vegetarische (oder gar vegane) Ernährung, sondern schätzt tierische Lebensmittel: Schwein, Rind, Huhn oder Ente sind aus chinesischen Rezepten nicht wegzudenken. In Japan, wo Ingwer zu Sushi und Sashimi dazugehört, sind Fisch und Meeresfrüchte die wichtigsten Grundnahrungsmittel. Auch in anderen Ländern Südostasiens (Thailand, Vietnam, Korea oder Kambodscha) und Vorderasiens sind Ingwer und sein süß-scharfes Aroma in zahllosen Rezepten unentbehrlich.

Das chinesische »Ingwergrab«

Anfang der Siebzigerjahre wurden bei Ausgrabungen in China die Han-Gräber in Mawangdui freigelegt. In ihnen waren etwa um 160 v. Chr. die »Marquise von Dai«, ihr Mann und noch andere Familienmitglieder bestattet worden. Eines der Gräber ist hervorragend erhalten und zeichnet sich dadurch aus, dass als Grabbeigaben alltägliche Gegenstände des Haushalts verwendet wurden. Besonders erwähnenswert: zahlreiche Seidensäckchen mit Arzneidrogen. Darunter wurde auch getrockneter Ingwer identifiziert – ein Anzeichen dafür, dass dieses Gewürz schon vor rund 2200 Jahren als wichtig genug galt, um der Verstorbenen noch im Jenseits als Heilmittel zu dienen. Und nicht nur das: In versiegelten Gefäßen wurden außerdem etliche mit Ingwer gewürzte Speisen entdeckt. Auch der kulinarische Ingwergenuss sollte im Jenseits nicht zu kurz kommen. Der chinesische Dichter Zhang Chao schrieb im 17. Jahrhundert: »Frühlingswind ist wie Wein. Sommerwind ist wie Tee. Herbstwind ist wie Rauch. Winterwind ist wie Ingwer.« Mit anderen

Worten: Ohne Ingwer ist das Jahr nicht denkbar. Kein Wunder, dass es in China heute angeblich elf Rezepte mit Ingwer für jeden Tag des Jahres geben soll …

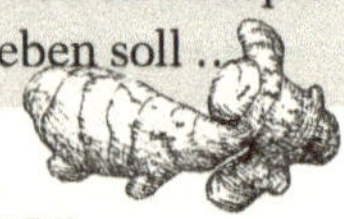

Worauf beim Einkauf von Ingwer zu achten ist

Ingwer wird heute in vielen tropischen Regionen der Erde angebaut. In Indien allein erntet man etwa dreißig unterschiedliche Sorten, aber auch Afrika, China und Südamerika sind große Ingwerlieferanten. Für den Geschmack der Knolle ist die Herkunft durchaus entscheidend: Während Sorten aus Jamaika und Indien ein leicht zitroniges Aroma haben, zeigt sich brasilianischer Ingwer eher mit einer leicht blumigen Note. Sorten aus China gelten als eher mild, aus westafrikanischem Anbau dagegen als sehr scharf – sie enthalten den größten Anteil an entsprechenden ätherischen Ölen. Aber es ist üblich, dass in allen Anbaugebieten mit unterschiedlichen Sorten und Geschmacksintensitäten experimentiert wird. Fragen Sie deshalb beim Einkauf besser nach, wie es um Aroma und Schärfe bestellt ist. Ein guter Händler wird Ihnen – wie bei anderen Lebensmitteln – weitergehende Information geben können. Wichtig für Ihren Einkauf ist, dass Alter und Frische der einzelnen Knollen den Geschmack bestimmen:

- Junger Ingwer ist fruchtig, zart und saftig, er schmeckt milder und gilt als gesünder. Die Knollen sollten gleichmäßig weißlich oder gelbbraun und prall sein. Sie lassen sich nicht eindrücken und liegen fest und schwer in der Hand. Frischer Ingwer hat blassgelbes Fruchtfleisch, das bis zu einem sehr hellen Grün reichen kann. Die Haut glänzt und ist sehr zart, beinahe pergamentartig. Das bedeutet, dass Sie den Ingwer für die Zubereitung nicht unbedingt schälen müssen, sondern im Ganzen verwenden können. An der Schale können Sie am besten erkennen, wie frisch der Ingwer wirklich ist.

- Älterer Ingwer ist scharf und grobfaserig. Die Knollen sind unter Umständen schon eingetrocknet und keinesfalls mehr prall. Das Fruchtfleisch lässt sich eindrücken. Die Knolle insgesamt ist eher leichtgewichtig, die Haut schlaff und runzelig.
- Ganz gleich, ob Sie den Ingwer zum Kochen brauchen oder auf Vorrat konservieren wollen: Ingwerknollen, die tagelang im Supermarkt oder in Ihrer Küche herumliegen, bieten keine gute Ausgangsqualität. Erst recht nicht, wenn sie schon völlig vertrocknet oder wegen falscher Lagerung stellenweise angeschimmelt sind.

Wie wird Ingwer im Handel angeboten?

Frischen Ingwer bekommen Sie als Stücke beim Gemüsehändler, in Asien- und Feinkostläden und mittlerweile in fast allen Supermärkten. Selten sieht man ganze frische Ingwerknollen, höchstens aus regionalem Anbau oder dem eigenen Garten: Sie haben eine fast hellgrüne Schale, wenn sie in noch unreifem Zustand geerntet wurden. Reif sind sie hellbraun. Frischer Ingwer im Handel in unseren Regionen ist normalerweise etwa acht Monate alt.

Ingwerpulver wird aus getrockneten Ingwerwurzeln hergestellt, und Sie finden es in jedem einigermaßen gut sortierten Gewürzregal im Supermarkt. Damit lässt sich problemlos würzen, selbst wenn die typische zitronenartige Schärfe fehlt. Man muss Ingwerpulver nicht unbedingt mitkochen. Es ist optimal zum Backen feiner Plätzchen und Kuchen oder für manche Desserts. Probieren Sie die Intensität des Geschmacks aber vorher besser aus.

Gefriergetrockneter Ingwer wird in kleinen Stücken im Gewürzglas angeboten. Er schmeckt intensiv, hat auch noch etwas von der typischen Schärfe des frischen Ingwers. Achten Sie beim Kochen darauf, dass die zubereiteten Speisen genügend Flüssigkeit haben, damit die Ingwerstückchen weich werden. Gefriergetrocknet eignet sich Ingwer sogar als Zutat für Chutneys und Marmeladen – für alle Speisen, die erhitzt werden.

Getrocknet ist Ingwer ganz oder in Scheiben geschnitten im Handel. Er wird üblicherweise später geerntet: nicht schon nach acht, sondern erst nach sechzehn oder sogar achtzehn Monaten. Das sorgt dafür, dass sein Geschmack tendenziell scharf-herb ist. Man zermörsert die Stücke kurz vor der Verwendung und erhält dann ein grobes Pulver. Getrockneter Ingwer wird auch Gewürz-Ingwer genannt. Er ist intensiver in der Wirkung und wird deshalb oft medizinisch – etwa bei Verdauungsbeschwerden – verwendet.

Konservierter Ingwer besteht aus in Zuckersirup gekochten feinen Scheiben, die dann – oft mit anderen Früchten – gemeinsam eingemacht werden.

Kandierter Ingwer wird in größeren Stückchen mehrmals in Zuckersirup gekocht, getrocknet und schlussendlich in feinem Kristallzucker gewälzt. Dieser Prozess dauert mehrere Tage, am Ende entsteht eine süßscharfe Leckerei.

Eingelegter Ingwer dient als »Begleitung« mancher Speisen und Getränke. Man kann Ingwer in Essig oder Alkohol einlegen. Auch in Zuckersirup wird Ingwer bestens konserviert. Im Lebensmittelhandel kennt man Ingwerpflaumen: pflaumengroße, in Zuckersirup eingelegte Ingwerstücke.

Geschmack, Aroma und Aussehen nach der Herkunft

Alter und Frische der Ingwerknollen bestimmen den Geschmack. Aber auch die Herkunft ist wichtig, denn je nach Produktionsland gibt es Unterschiede im Aussehen, im Geschmack und im Aroma. Selbst wenn einzelne Produzenten aus der folgenden Einteilung herausfallen, geht man von dieser aus, um die Qualität zu bewerten:

- Herkunftsland Australien: meist hell in der Farbe, fruchtig im Aroma (stark zitronig), sehr mild im Geschmack. Australische Produzenten haben sich – so der *Oxford Companion to Food* – vor allem der Herstellung von Ingwerkonserven verschrieben.
- Herkunftsregion Bengalen (Nordost-Indien): sehr scharf, stark aromatisch
- Herkunftsland Brasilien: hell in der Farbe, würzig-zitroniger Geschmack. Meist sehr große und faserige Knollen.
- Herkunftsland China: sehr aromatisch und eher mild, blumiges Zitronenaroma. Die Knollen sind vielfach faserig.
- Herkunftsland Fidschi-Inseln: saftig und aromatisch, kaum Fasern – eine qualitativ hochwertige, aber seltene Sorte.
- Herkunftsland Indien: hell in der Farbe, meist süßlich-zitronig und ein bisschen erdig im Geschmack. Er gilt als tendenziell scharf im Aroma.

- Herkunftsland Jamaika: weniger gelb, sondern eher hellbraun mit mild-scharfem Zitronenaroma. Gilt als besonders geschmackvoll
- Herkunftsland Japan: sehr hell, fast weiß und enthält weniger an heilsamen Substanzen als andere Sorten.
- Herkunftsland Nigeria: gilt als erdig im Geschmack und im Aroma und als sehr scharf. Geeignet für die Produktion von Ingwerpulver (auch für Tiermedizin).
- Herkunftsland Vietnam und Thailand: teilweise rötliches Fleisch. Eine Besonderheit ist der Schwarze Ingwer mit einer lila bis fast dunkelblauen Färbung.
- Herkunftsland Peru: längliche, fast korallenförmige Knollen mit würzig-scharfem Geschmack und hellem Fruchtfleisch.
- Herkunftsregion Europa (Österreich, Deutschland, Frankreich und Italien): Es gibt einige wenige Produzenten, die mit dem Anbau von Ingwer experimentieren – alle bauen biologisch an. Allerdings spielen sie nur regional eine Rolle. Die Farbe der Knolle: meist ein sehr helles Gelb. Der Geschmack ist scharf-würzig und das Aroma zitronig. Regionaler Ingwer aus Europa hat meist wenig Fasern.

Ist die Farbe entscheidend für den Geschmack?

Im Internet stößt man auf die Bezeichnungen wie »Grüner Ingwer«, »Roter Ingwer« oder sogar »Schwarzer Ingwer«. Zwar gibt es durchaus Unterschiede in der Fleischfarbe der Ingwerknolle. Aber daraus lässt sich nicht automatisch eine Charakteristik im Geschmack ableiten. Grün wird das Rhizom, wenn es während des Anbaus Sonne abbekommt. Wenn frischer Ingwer zu lange liegt, treibt er schnell grüne

Keime aus. Solche Knollen sollte man aber nicht mehr verzehren – konservieren Sie Ingwer lieber, bevor es dazu kommt. Roter Ingwer dagegen ist durchaus bekannt – Sorten mit solchem Fruchtfleisch werden in Indien, aber auch in China und Vietnam angebaut. Schwarzer Ingwer (»Black Thai Ginger«) ist violett bis dunkelblau und kein echter Ingwer, er gehört aber zur Familie der Ingwergewächse.

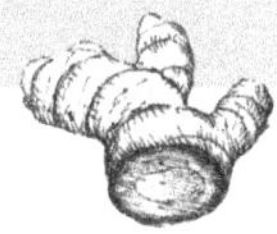

Wozu Ingwer schmeckt

Frischer und fein zerkleinerter Ingwer passt zu fast allem – hier sind der kulinarischen Fantasie kaum Grenzen gesetzt:

- Eher traditionell ist Ingwer eine Zutat zu Auberginen, Kartoffeln, Blumenkohl, Kürbis, Kohlrabi, Wirsing, Spinat, Gemüsecurrys, Zucchini, Weinsauerkraut mit Ananas, zu Füllungen für Enten- oder Gänsebraten, geschnetzelter Kalbs- oder Geflügelleber, zu Geschnetzeltem auf China-Art mit Gemüse, Lamm, Ente, Huhn, Rind oder Schwein, in Soßen mit Hagebutten, Preiselbeeren oder Orangen zu Wild oder Wildgeflügel, zu Chutneys und Pickles mit Gemüse und/oder Obst, zu Cocktails, Smoothies und Säften. Auch in Punsch oder Glühwein ist frischer Ingwer eine Abrundung des Geschmacks.
- Getrocknete oder frische Ingwerstücke verwendet man zum Marinieren oder Schmoren von Kaninchen, Geflügel, Schwein und Rind.
- Ingwersaft verfeinert Suppen und Soßen zu Krustentieren, Fischcurrys, Gemüsesalate, Marinaden für Lamm, Schweinefleisch oder Huhn, Kompotts, Obstsalate und Obsttörtchen.

- Kandierter Ingwer aromatisiert eingelegte Birnen, Ingwerpudding, Apfeltaschen, Quittentorte und Pflaumenkuchen, Konfitüren und Gelees mit Pfirsichen, Äpfeln, Birnen, Zwetschgen, Quitten, Orangen, Bananen und Ananas.
- Ingwerpulver rundet den Geschmack von Keksen, Kuchen und süßem Brot, von Kompotten und Bratäpfeln ab.

Geschält oder ungeschält?

Da bei der Ingwerwurzel direkt unter der Schale die meisten wertvollen Inhaltsstoffe sitzen, sollte man die Knolle eher kräftig abbürsten oder die Schale vorsichtig mit einem Löffel abkratzen, statt rigoros zum Messer oder Sparschäler zu greifen. Einzige Ausnahme: Wenn Sie Ingwer aus unbekannter Herkunft verwenden. Gerade China-Ingwer hat den Ruf, nicht frei von Pestiziden zu sein …

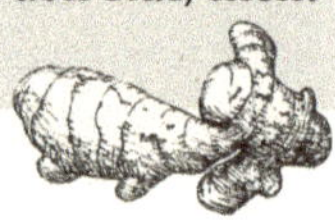

Lagerung von Ingwer

Wer frischen Ingwer verwendet, wird im Supermarkt meist kein genau »passendes« Stückchen finden. Und da das Gewürz nicht sehr teuer ist, neigt man dazu, gleich ein größeres Stück mitzunehmen. Das heißt: Normalerweise bleibt etwas übrig, wenn man das Rezept zubereitet hat. Was aber soll man mit dem Rest machen?

Im Kühlschrank hält frischer Ingwer im Gemüsefach etwa drei Wochen lang. Dabei ist wichtig, dass er trocken gelagert wird. Feuchtigkeit – leider im Kühlschrank der Normalfall – sorgt dafür, dass sich schnell Schimmel bildet. Decken Sie die Schnittstelle am besten mit einem Bienenwachstuch ab und geben Sie den Ingwer danach in einen verschließbaren Folienbeutel, alternativ in ein gut abschließendes Gefäß.

Außerhalb des Kühlschranks braucht Ingwer einen kühlen und trockenen Platz. Auch hier gilt: zunächst in ein Papiertuch oder eine Papiertüte geben und anschließend in einer fest schließenden Dose aufbewahren. Raumtemperatur – gerade in der Küche – bekommt dem Ingwer gar nicht: Die Knolle trocknet schnell ein und wird holzig. Bei einer Weiterverwendung schneidet man eventuell angetrocknete Schnittflächen großzügig ab, denn sie sind oft sehr faserig.

Frischer Ingwer neigt dazu, rasch Keime auszutreiben (ähnlich wie bei Kartoffeln, Zwiebeln oder Knoblauch). Diese Triebe können einfach abgeschnitten werden. Sie haben keine Auswirkungen auf die Wirkstoffe oder den Geschmack. Allerdings sorgen sie dafür, dass Geschmack und Aroma sich abschwächen. Oder verwenden Sie solche Stücke dazu, eigenen Ingwer anzubauen (siehe Kapitel 3).

Konservierung von Ingwer

Größere Mengen von Ingwerknollen können Sie leicht konservieren. Dazu gibt es verschiedene Möglichkeiten:

- Trocknen: an der Luft oder im Backofen/Dörrautomat
- Einfrieren: als Ganzes, in Scheiben, in Stücken, gerieben
- Einlegen: süß, pikant oder in Alkohol (Rezepte in Kapitel 8)

Ingwer trocknen

Es ist ganz einfach, Ingwer durch die alte Methode des Trocknens haltbar zu machen. Schälen Sie den Ingwer und schneiden Sie ihn in feine Streifen. Breiten Sie diese auf Backpapier aus, das Sie auf einem Tablett oder Rost auslegen. Stellen Sie alles zusammen an einen dunklen und luftigen Ort. Achten Sie darauf, die Ingwerstreifen täglich zu wenden – bis sie völlig getrocknet sind. Das dauert bei sehr heißem und trockenem Wetter etliche Tage, manchmal Wochen. Kontrollieren Sie immer wieder, damit die Ingwerstreifen weder schimmeln noch faulen.

Schneller geht es, wenn Sie die Ingwerstreifen im Backofen bei etwa 40 bis 50 Grad oder in einem Dörrgerät trocknen. Falls Sie eine Heißluftfritteuse (auch Airfryer genannt) besitzen, können Sie darin kleinere Mengen ebenfalls gut trocknen. Dass sie getrocknet sind, merken Sie beim Fingertest: Dazu einige Streifen mit dem Finger andrücken – tritt keine Flüssigkeit mehr aus, ist der Ingwer trocken genug, um länger aufbewahrt zu werden. Die Ingwerstreifen kommen in eine luftdicht verschließbare Dose. Sie sollte dunkel und trocken stehen. Bis zu zwei Jahre hält sich Ingwer so problemlos – und zwar meist ohne großen Aromaverlust. Selbst dünne Ingwerscheiben lassen sich gut trocknen und zwar mit derselben Vorgehensweise. Problemlos kann man die getrockneten Scheiben in einer Gewürzmühle mahlen – entweder als Basis für Tee oder auch als Gewürzpulver.

Ingwer einfrieren

Wichtig fürs Einfrieren von Ingwer ist, dass Sie wirklich nur ganz frische Ware verwenden. Einfrieren kann man ganze Stücke, Scheiben, kleine Würfel oder geriebenen Ingwer:

- Beim Einfrieren ganzer Stücke schneiden Sie die Knolle in die jeweilige Portionsgröße, wie sie für ein Rezept gebraucht wird. Ganz junger frischer Ingwer muss nicht geschält werden, bürsten Sie die Schale unter fließendem Wasser einfach gut ab. Falls der Ingwer nicht mehr ganz frisch oder die Haut nicht mehr so glänzend ist, schälen Sie ihn vorsichtig, am besten mit einem Löffel. Trockene Stellen entfernen Sie mit einem scharfen Messer. Mit Küchenpapier trocken tupfen, einzelne Portionen abschneiden und diese in einem Gefrierbehälter oder -beutel in den Tiefkühler geben. Bei größeren Mengen wickeln Sie die einzelnen Stücke jeweils in Alufolie.
- Scheiben oder Würfel von Ingwer werden meist geschält verwendet. Auch hier gilt: nicht zu viel von der Schale entfernen, denn genau darunter sitzen die wichtigsten Inhaltsstoffe. Den geschälten Ingwer in Scheiben schneiden oder würfeln, im Gefrierbehälter oder -beutel einfrieren. Vergessen Sie nicht, das Datum auf dem Behältnis zu vermerken! Ganze Ingwerknollen, aber auch Scheiben oder Würfel halten sich im Gefrierschrank etliche Monate, kleinere Stücke oder Würfel bis zu drei Monate.
- Geriebenen Ingwer verwendet man gerne, weil er zum einen gut dosierbar ist und zum anderen sehr viel von seinem Aroma freigesetzt wird. Gefrorener Ingwer lässt sich jedoch nur schwer reiben. Am ein-

fachsten ist es also, die Knolle bereits vor dem Einfrieren sozusagen gebrauchsfertig zu reiben. Nehmen Sie eine große Knolle, reiben Sie diese (Bio-Ware ungeschält) möglichst fein auf einer Küchenreibe. Aus der Masse formen Sie mit einem Teelöffel kleine Häufchen, setzen diese auf ein Küchenbrett, bedecken es mit Klarsichtfolie und frieren dies vor. Ist der geriebene Ingwer komplett durchgefroren, geben Sie ihn in einen Gefrierbeutel (oder eine TK-Dose) und bewahren ihn gut verschlossen und beschriftet im Tiefkühler auf. Die Haltbarkeit von geriebenem TK-Ingwer: etwa drei Monate.

- Geraspelter Ingwer als »Gewürzwürfel«: Schälen Sie den Ingwer und raspeln Sie ihn fein. Geben Sie das Geraspelte in einen Eiswürfelbehälter, nicht ganz bis zum Rand, und füllen Sie diesen mit ein wenig Wasser auf. Danach frieren Sie alles ein. Bei Bedarf die nötige Menge an Ingwerwürfeln entnehmen und direkt an die Speisen geben. Solche »Ingwerwürfel« sind optimal für Schmorgerichte oder Soßen.
- Geraspelten oder geriebenen Ingwer kann man in dünnen Platten einfrieren. Dazu gibt man den Ingwer in einen Gefrierbeutel, streicht alles glatt und friert möglichst schnell ein. Wenn Sie später beim Kochen Ingwer brauchen, brechen Sie einfach ein kleines Stück ab und geben es beim Kochen zu.

Ingwer in Alkohol einlegen

Sie haben zu viel Ingwer gekauft (oder geerntet)? In Alkohol eingelegt, hält Ingwer sich mehrere Wochen. So einfach geht es: frischen Ingwer abbürsten, samt Schale in feine Scheiben schneiden und in Wodka, Gin (oder ein anderer klarer Schnaps) oder Sherry einlegen. In Japan verwendet man – neben Reis- oder Pflaumenwein – auch Sake, also Reisschnaps. Den so eingelegten Ingwer kann man als Aromazutat sowohl zum Kochen als auch für eine scharf-würzige Einlage in Cocktails nutzen. Oder als »Scharfmacher« in Shots, Smoothies oder Saft.

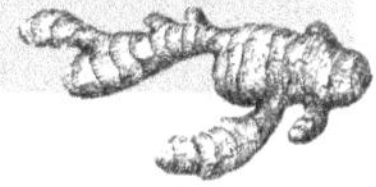

Tipps und Tricks beim Kochen mit Ingwer

- Zur Orientierung: Zehn Gramm der Ingwerknolle entsprechen etwa zwei Gramm getrocknetem Ingwer. Für eine Tasse Tee (also etwa 200 bis 250 Milliliter) benötigt man ein Stück Ingwer von etwa drei Gramm.
- Wenn Sie den Geschmack von Ingwer beim Kochen etwas abmildern möchten, legen Sie ihn vor der Zubereitung für etwa eine Viertelstunde in kaltes Wasser. So verliert er an Schärfe.
- Ist das Malheur schon passiert und die Soße oder Suppe ist nach Ihrem Geschmack bereits zu scharf, kochen Sie ein Stückchen altbackenes Brot mit. Damit wird die Schärfe neutralisiert. Kurz vor dem Anrichten wird das Brot entfernt.
- Bei flüssigen Speisen, die zu scharf geworden sind, hilft ein wenig süßer Rahm zur Abmilderung.
- Achten Sie beim Kochen darauf: Je feiner Ingwer zerkleinert wird, desto stärker entfalten sich seine Inhaltsstoffe, vor allem die ätherischen Öle, die zur Schärfe beitragen. Am genauesten können Sie dosieren, wenn Sie frisch geriebenen Ingwer direkt in das Gericht raspeln. Wer den Ingwer lediglich auf dem Arbeitsbrett hackt, vergeudet den beim Hacken entstehenden Saft.

- Entscheidend für die Schärfe Ihres Gerichts ist außerdem, wie lange man Ingwer bei einem warmen Gericht mitkocht. Denn er verliert beim längeren Garen keine Schärfe, sondern sie wird im Gegenteil größer. Wer also die typische milde, leicht zitronenartige Schärfe des Ingwers erzielen möchte, gibt ihn erst gegen Ende der Garzeit hinzu. Vorsicht deshalb bei der Zubereitung von Ingwertee oder Ingwerwasser: Je länger Sie das Teewasser köcheln lassen oder je länger der Ingwer im Wasser zieht, desto schärfer schmeckt das Ganze.
- Aus Kochbüchern der »guten alten Zeit« stammt der Trick, Karotten nicht nur zu salzen und zu pfeffern, sondern ein paar Extra-Gewürze hinzuzugeben. Empfohlen wird je ein viertel Teelöffel gemahlene Nelken, Ingwer, Muskatblüte, Majoran, Mohnsamen, Sesamsamen oder Thymian.
- Hefeteig wird bekömmlicher, wenn man dem Teig ein Teelöffel Ingwerpulver zugibt – gerade für Menschen mit Magen- und Darmproblemen ein wichtiger Hinweis.
- Geben Sie jedem Braten ein Stückchen frischen Ingwer zu, so wird alles besser verdaulich. Vor der Soßenzubereitung entfernen!
- Wer Ingwer selbst zieht, kann neben den Knollen die Blätter verwenden: Sie sind nicht nur eine essbare Dekoration an asiatischen Gerichten, sondern haben einen eigenen aromatischen Geschmack. Klein geschnitten geben sie eine besonders aromatische Würze für Suppen und Salate.

Aus dem *Praktischen Kochbuch*

Henriette Davidis (1801–1876) war eine bekannte Kochbuchautorin, und ihr *Praktisches Kochbuch* gehörte noch im frühen 20. Jahrhundert zur Grundausstattung unzähliger Haushalte. Es enthielt neben vielen Rezepten auch ein paar gute Ingwertipps:

- Gibt man ein Stückchen Ingwer in die Butter, so nimmt das Backwerk nicht so viel Fett an. Vor allem für in Fett ausgebackene Leckereien sicher ein guter Rat.
- Ein sicheres Mittel, in Zucker eingekochte Früchte zu konservieren und ihnen zugleich einen angenehmen Geschmack zu verleihen, besteht in einer Beimischung von eingemachtem ostindischem Ingwer.

Würzfond aus Ingwerschalen

Wenn Sie Bio-Ingwer gekauft haben (oder vielleicht Ingwer selbst anbauen und ernten), können Sie ganz einfach einen Würzfond herstellen: Ingwerschalen aufkochen, bis das Wasser gelblich gefärbt ist. Die Schärfe mit Salz und Pfeffer abschmecken – fertig. Im Eiswürfelbehälter eingefroren, haben Sie so immer Ingweraroma zum Würzen im Haus.

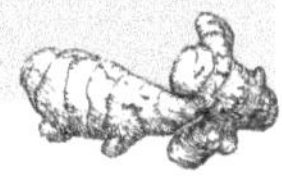

Kapitel 8 Rezepte mit Ingwer

Von pikant bis süß, von Vorspeise, Suppe über Hauptgericht, Beilagen bis hin zum Dessert, ob Fleisch, Fisch, vegetarisch oder vegan – Ingwer gibt es als Zutat in unzähligen Speisen, sogar in der Regionalküche. In der bayerischen Küche ist ein mit Ingwer gewürzter Schweinebraten nicht mehr wegzudenken.

Hinweis: In allen Rezepten, in denen Bioware empfohlen wird, können Sie den Ingwer ungeschält verwenden. Eventuell unter fließendem Wasser abbürsten, trocken tupfen und dann weiterverarbeiten.

Ingwer im ersten Profi-Kochbuch aus dem Jahr 1581

Der »Mundkoch« Marx Rumpolt lebte im 16. Jahrhundert nicht nur am Hofstaat des Erzherzogs Ferdinand von Österreich-Tirol, sondern wirkte auch als Leibkoch am Hofe von zwei Mainzer Kurfürsten. Dort verfasste er 1581 sein umfassendes Werk *Ein new Kochbuch* mit etwa 2000 Rezepten – das erste Lehrbuch für Köche, in dem zusätzlich zahlreiche Hinweise zur Kellermeisterei enthalten sind. In seinen Rezepten kommt Ingwer sehr häufig vor, und sein Ratschlag für viele Rezepte lautet schlicht: »Willst du es aber für den Herrn anrichten oder vor fremde Leut', so bestreu es mit einem Ingwer. So ist es gut und zierlich.«

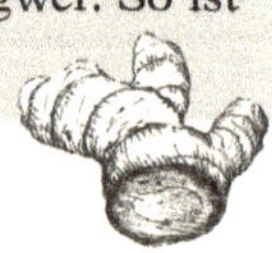

Doch genug der Vorrede: In diesem Kapitel geht es um Rezepte mit Ingwer. Es gibt genügend spezielle Kochbücher zum Thema Ingwer, deshalb beschränke ich mich auf grundlegende Rezepte, die man selbstverständlich beliebig verändern und ergänzen kann. Ingwer passt, wie Sie ja wissen, zu fast allem. Probieren Sie's aus!

Getränke

Seit einiger Zeit ein Must für all jene, die gesund in den Tag starten wollen: Ingwer als Shot oder – nicht nur zum Frühstück – als Tee. In Indien übrigens wird Tee prinzipiell gerne mit Gewürzen versetzt: Kardamom, Zimt, Gewürznelken, ja sogar Pfeffer. Und natürlich: Ingwer. Wer also seinen schwarzen oder grünen Tee ein wenig aromatisieren will: einfach beim Aufgießen eine oder mehrere dünne Scheiben frischen Ingwer zugeben. Rezepte für Ingwer-Tee und Ingwerwasser finden Sie auch auf S. 103 und S. 104, eines für die ayurvedische Ingwermilch auf. S. 106.

Ingwer-Shot

Zutaten für 10 Shots

100 g frischer Ingwer

200 ml Zitronensaft, frisch gepresst

100 ml Apfelsaft (am besten naturtrüb)

Aromen nach Geschmack: Kurkuma, Zimt, frisch gemahlener schwarzer Pfeffer, Cayennepfeffer, Chili, Honig und/oder Agavendicksaft

Zubereitung

Den Ingwer abbürsten oder vorsichtig mit einem Löffel die Schale abkratzen, wenn es keine Bio-Ware ist. In kleine Würfel schneiden. Zusammen mit allen anderen Zutaten im Mixer fein pürieren. Durch ein Sieb abgießen und in eine saubere Flasche füllen. Im Kühlschrank aufbewahren.

Ingwer-Apfelessig-Sirup

Zutaten

50 g frischer Ingwer

500 ml Wasser

50 g Ahornsirup, Agavendicksaft oder Honig

30 ml Apfelessig

Zubereitung

Ingwer abbürsten und eventuell vorsichtig mit einem Löffel schälen, in kleine Würfel, sehr feine Scheiben oder Streifen schneiden. Im Wasser aufkochen und mindestens eine Viertelstunde ziehen lassen. Nach dem Abkühlen Apfelessig und – nach Geschmack – Süßungsmittel zugeben.

Tipp

- Der Sirup ist eine erfrischend-scharfe Variante für einen sommerlichen Drink. Er peppt Mineralwasser (ob mit oder ohne Kohlensäure) auf.
- Besonders ansprechend serviert man das Ganze mit Minzblättern und einer Limonen- oder Zitronenscheibe auf ein paar Eiswürfeln (oder gecrushtem Eis) in einem Cocktailglas.
- Wer den Sirup ohne Apfelessig zubereitet – also nur mit den Grundzutaten Ingwer, Wasser und Süßungsmittel –, hat die Basis für das berühmte Ginger Ale. Überhaupt ist es die Grundlage für viele alkoholische Cocktails, schmeckt aber – gerade mit kohlensäurehaltigem Mineralwasser – auch ohne Alkohol.

Aus dem Kochbuch von Marx Rumpolt: Stärkender Wein

In alten Zeiten wurde Ingwer dafür genutzt, einen Wein zu »klären«, ihn also geschmacklich zu verbessern: »Wenn ein Wein wässerig ist, so nimm ein Lot Ingwer, Zimtrinde, und Nelken auf ein Vierling und stoß (mörsere) es. Tu es in ein Säcklein und lege es in den Grund des Weins. Gieß einen Teil gebrannten Weins dazu. So wird wässriger Wein lauter und klar und wohlschmeckend.«

Das Lot ist ein altes Handelsgewicht, das noch bis ins 20. Jahrhundert hinein in Koch- und Backrezepten gebräuchlich war. Ein Lot entspricht etwa sechzehn bis siebzehn Gramm. Ein Vierling ist ebenfalls eine alte Maßeinheit. Man rechnet ihn heute auf etwa 130 Gramm um.

Ingwerschnaps

»Angesetzten« mit Beeren oder anderem Obst kennt man in vielen Regionen Deutschlands. Wie wäre es mit einer Ingwervariante?

Zutaten

½ l weißer Rum (alternativ: Wodka oder Korn)
150–200 g frischer Ingwer (Bio-Ware ungeschält)
250 g Zucker (brauner Rohrzucker oder weißer Zucker)
200 ml Wasser
Saft von 2 Zitronen und Zesten aus der Zitronenschale
¼ TL grobes Meersalz nach Geschmack

Zubereitung

Den Ingwer gut abbürsten und in feine Scheiben oder Würfel

schneiden. Gemeinsam mit den Zitronenzesten ins Wasser geben, zum Kochen bringen und etwa zehn bis fünfzehn Minuten köcheln lassen. In der Zwischenzeit die Zitronen ausdrücken und mit dem Zucker zum Wasser geben. So lange köcheln lassen, bis der Zucker sich vollständig aufgelöst hat. Noch warm (aber nicht heiß!) durch ein feines Sieb oder Mulltuch abseihen und in eine saubere Zweiliterflasche abfüllen. Nach dem vollständigen Abkühlen mit Alkohol aufgießen. Gut umrühren oder schütteln und mindestens eine Woche ruhen lassen, dabei täglich schütteln. Nach der Ruhezeit nochmals durch ein Tuch oder einen Kaffeefilter seihen und in Flaschen abfüllen. Der Ingwerschnaps sollte kühl und trocken gelagert werden.

Tipp

- Aromatische Zusätze für den Ingwerschnaps sind beispielsweise Zimt (als Stange mitkochen), Kardamomkapseln und/oder Vanille in der Schote.
- Wenn Sie den Ingwerschnaps verschenken wollen, kann man in die abgefüllte Flasche zur Dekoration einen Rosmarinzweig einlegen.

Snack und Beilagen, Chutneys und Würzmittel

Wenn die Hauptspeise ein wenig Extra braucht, um den vollen Geschmack zu entfalten, liegt es nahe, die Abrundung im Geschmack durch Beilagen, Chutneys oder Würzmittel wie Essig oder »Ingwer pur« zu erzielen. Vor allem aus der japanischen Küche kennen wir eingelegten Ingwer als Zutat zu Sushi und Sashimi. Chutneys sind aus indischen Rezepten kaum wegzudenken, und Essig, dem Ingwer zugesetzt wurde, ist eine aromatische Bereicherung von Salaten oder Pickles.

Indonesische Reispfanne

Zutaten für 4 Portionen als Beilage

50 g Erdnüsse
4 Eier
Salz
Pfeffer
5 EL Erdnussöl
500 g Möhren
1 Bund Frühlingszwiebeln
Je 1 rote und gelbe Paprikaschote
1–2 cm frischer Ingwer
1 Dose Bambussprossen (230 g)
200 g Basmatireis
Helle Sojasoße

Zubereitung

Erdnüsse ohne Fett in einer Pfanne rösten. Eier mit Salz und Pfeffer würzen und schaumig schlagen. In einer Pfanne mit zwei Esslöffeln Öl vier dünne Omeletts ausbacken und in Streifen schneiden. Möhren und Frühlingszwiebeln putzen und waschen. Möhren in Scheiben und Frühlingszwiebeln in Ringe schneiden. Paprikaschoten halbieren, putzen, waschen und in feine Streifen schneiden. Ingwer schälen und fein reiben. Bambussprossen abtropfen lassen. Basmatireis etwa zehn Minuten in kochendem Salzwasser garen. Möhren im restlichen erhitzten Öl mit etwas Wasser etwa zehn Minuten dünsten, Frühlingszwiebeln, Paprika, ein Teelöffel geriebenen Ingwer und Bambussprossen zugeben, vermengen und etwa fünf Minuten unter Wenden weitergaren. Reis, Omelettestreifen und Erdnüsse hinzufügen, kurz erhitzen. Mit Salz, Pfeffer, Sojasoße und eventuell geriebenem Ingwer abschmecken.

Pfannengemüse

Zutaten für 4 Portionen

3 EL Kokosraspel
150 g grüne Bohnen
Salz
2 Tomaten
½ kleiner Chinakohl
½ Dose Maiskölbchen (120 g Abtropfgewicht)
½ Glas Bohnenkeime (90 g)
1 Zwiebel
2 Knoblauchzehen
3 EL Öl
2–3 cm Ingwer (ca. 10 g)
1 TL Speisestärke
2 TL gekörnte Gemüsebrühe
2 EL Sojasoße
½ TL Sambal Oelek
1 EL Zucker

Zubereitung

Kokosraspel mit einem Achtelliter Wasser einweichen. Bohnen waschen, putzen, Fäden abziehen, in vier Zentimeter lange Stücke schneiden, in kochendes Salzwasser geben und fünf bis sieben Minuten sprudelnd kochen, danach abtropfen lassen. Tomaten und Chinakohl waschen, Tomaten achteln, den Stielansatz entfernen, Chinakohl putzen und in ½ cm breite Streifen schneiden. Maiskölbchen und Bohnenkeime abtropfen lassen. Zwiebel und Knoblauch abziehen, Knoblauch zerdrücken, Zwiebel halbieren und in feine Streifen schneiden. Öl erhitzen, Zwiebel und Knoblauch andünsten, vorbereitetes Gemüse zugeben und unter Rühren kurz weiterdünsten. Ingwer schälen und fein reiben. Eingeweichte Kokosraspel mit Stärke, Ingwer, gekörnte Gemüsebrühe, Sojasoße, Sambal

Oelek und Zucker verrühren, unter das Gemüse heben und einmal aufkochen lassen.

Tipp

- Zum Pfannengemüse servieren Sie ein frisches Baguette oder gekochten Reis.

Aus dem Kochbuch von Marx Rumpolt: Römische Bohnen (Saubohnen, dicke Bohnen)

»Römische Bohnen kannst du an einem Fleischtage samt den Hülsen mit einer Rindfleischbrühe, Ingwer und Butter zurichten.«

Preiselbeeren süßsauer

Zutaten

1,5 kg frische Preiselbeeren
2 Gewürznelken
5 schwarze Pfefferkörner
1 Lorbeerblatt
1–2 cm frischer Ingwer
250 ml Rotwein
200 ml milder Weinessig
500 g Zucker

Zubereitung

Preiselbeeren verlesen, in einem Sieb kurz abspülen und gut abtropfen lassen. Ein Mullsäckchen mit den Nelken, Pfefferkörnern, dem Lorbeerblatt und in feine Scheiben geschnittenen Ingwer füllen. Wasser zusammen mit Rotwein und Weinessig in einem Topf zum Kochen bringen. Zucker und Gewürzsäckchen zufügen. Preiselbeeren portionsweise bei kleiner Hitze in dem Sud kochen, bis sie platzen.

Herausnehmen und in vorbereitete Gläser oder einen Steinguttopf füllen. Am Ende den Sud über die Beeren verteilen. Während des Erkaltens gelegentlich umrühren. Zugedeckt über Nacht ruhen lassen. Am nächsten Tag den Saft wieder in einen Topf abgießen, zehn Minuten kochen und anschließend abkühlen lassen. Die Preiselbeeren in die sauberen Gläser verteilen, den kalten Saft darüber gießen und die Gläser gut verschließen.

Tipp

- Süßsaure Preiselbeeren eignen sich als Beilage besonders zu gekochtem Rindfleisch und zu Wildgerichten. Wenn Sie keine frischen Beeren bekommen, ist Tiefkühlware ein guter Ersatz.

Gari – Ingwerspezialität aus Japan

Bei Sushi und Sashimi gehört der kleine Ingwerhappen einfach dazu. Gari – so nennt man die feinen eingelegten Ingwerscheiben auf Japanisch – ist deshalb unverzichtbar, weil man damit zwischen zwei Stückchen Sushi die Geschmacksnerven neutralisiert und so Zunge und Gaumen frei macht für weiteren, anders schmeckenden Genuss. In Japan kennt man für Gari zwei Arten der Zubereitung: *Amazu* wird mit Reisessig und *Umezu* mit Pflaumenessig gemacht.

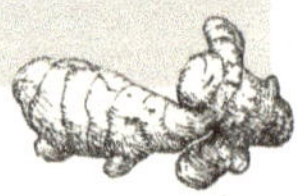

Ingwer auf japanische Art

Zutaten

100 g frischer Ingwer

100 ml Reisessig (alternativ: Pflaumenessig)

2 EL Zucker

1 TL Salz

Zubereitung
Ingwer schälen, waschen und in möglichst dünne Scheiben schneiden. Kurz (nicht mehr als ein bis zwei Minuten!) in kochendem Wasser blanchieren. Die Ingwerscheiben dann auf einer großen Platte auslegen, mit Salz bestreuen und dieses einmassieren. Beschwert mit einem Gewicht etwa eine Stunde ziehen lassen.
Reis- oder Pflaumenessig mit Zucker kurz aufkochen und so lange köcheln lassen, bis der Zucker sich gelöst hat. Ständig umrühren, aber darauf achten, dass man den Essigdampf nicht einatmet. Nach der Ruhezeit die Ingwerscheiben ausdrücken, in ein sauberes Twist-off-Glas geben und mit der heißen Essig-Zucker-Mischung übergießen. Deckel sofort schließen, damit ein Vakuum entsteht.

Tipp
- Lassen Sie den Gari vor dem Servieren mindestens einen Tag durchziehen.
- Um besonders feine Ingwerscheiben zu bekommen, benutzen Sie am besten eine fein verstellbare Küchenreibe oder einen Sparschäler.
- Kochen und Salzen sorgt dafür, dass der Ingwer an Schärfe verliert.
- Reisessig und Pflaumenessig gibt es in gut sortierten Supermärkten oder in Asia-Läden.

Ingwer süß einlegen

Zutaten
300 g Ingwer
150 g Zucker
200 ml Wasser

Zubereitung
Ingwer schälen und in dünne Scheiben schneiden. Wasser und Zucker aufkochen, bis sich der Zucker komplett gelöst hat. Den Ingwer dann darin etwa zwei Minuten garen. Noch heiß in saubere Twist-off-Gläser füllen. Kühl und dunkel gelagert ist der süß eingemachte Ingwer einige Monate haltbar.

Tipp
- Achten Sie darauf, die Gläser in kochendem Wasser zu sterilisieren. Jede Verunreinigung führt dazu, dass der eingelegte Ingwer zu schimmeln anfängt.
- Als Variante können Sie eine Vanilleschote mit in den Zuckersirup geben.
- Süßer Ingwer ist eine aromatische Zutat in vielen Desserts, bereichert aber auch den Geschmack vieler Salate.

Indisches Bananen-Chutney

Zutaten
2 Bananen
250 g Gelierzucker
2 EL Wasser
2 EL Weißwein
Saft von 1 Zitrone
1–2 cm Ingwer, gerieben (etwa 2 g als Pulver)
1 Prise Salz
1 Prise weißer Pfeffer
1 Eigelb

Zubereitung
Bananen mit einer Gabel gut zerdrücken. Zusammen mit Gelierzucker, Wasser und Weißwein vermischen und in einem Topf zum Kochen bringen. Vier Minuten sprudelnd kochen lassen. Zitronensaft hinzufügen, mit Salz, Pfeffer und Ingwer

würzen. Das verquirlte Eigelb unter die noch heiße, aber nicht kochende Masse rühren. Das Chutney in vorbereitete Gläser abfüllen und diese verschließen.

Ananas-Chutney

Zutaten

1 große frische Ananas
4 mittelgroße Zwiebeln
50 g Ingwer
200 g Rosinen
250 g brauner Zucker
Salz
2 TL Currypulver
¼ TL Cayennepfeffer (nach persönlichem Geschmack)
Zitronensaft
250 ml Weinessig
1 Päckchen Einmachhilfe

Zubereitung

Ananas, Zwiebeln und Ingwer schälen, alles in feine Würfel schneiden. Rosinen verlesen. Diese Zutaten mit Zucker, Salz, Currypulver, Cayennepfeffer, Zitronensaft und Weinessig etwa fünfundvierzig Minuten in einem großen Topf dünsten, bis die Flüssigkeit fast verdampft ist. Das Chutney mit Salz, Zucker, Cayennepfeffer, Currypulver und dem Zitronensaft noch einmal abschmecken. Nun die Einmachhilfe unterrühren, das Chutney in vorbereitete Gläser füllen und nach dem Erkalten verschließen.

Tipp

- Man kann das Chutney noch heiß in die Gläser füllen, diese sofort verschließen und fünf Minuten auf dem Deckel stehen lassen.

Aus dem Kochbuch von Marx Rumpolt: Ganze Ingwereier in der Schale

»Nimm eine Pfanne und gib Butter darein. Mach sie warm, rühr den Dotter um, dass er nicht anbrennt und mach ein Eingerührtes (Rührei) daraus. Füll es in Eierschalen und wirf sie in heißes Wasser und lass sieden, bis sie hart sind. Kühl sie und schäl sie dann. Bräun sie in heißer Butter und servier sie trocken, bestreut mit Ingwer.«

Rosmarin-Ingwer-Essig

Zutaten

100 g Ingwer, fein gehackt oder in dünne Scheiben geschnitten
15 ganze Nelken
Mehrere 12–15 cm lange frische Rosmarinzweige
1 l Weißweinessig

Zubereitung

Rosmarinzweige im Ganzen waschen und trocknen lassen. Essig im Wasserbad auf maximal 65 Grad erwärmen. Ingwer in zwei Halbliterflaschen verteilen, Rosmarinzweige dazugeben und alles mit dem erwärmten Essig aufgießen. Die Flaschen gut verschließen und den Rosmarin-Ingwer-Essig an einem kühlen und dunklen Ort aufbewahren.

Tipp

- Der Essig sollte mindestens zwei Wochen durchziehen, erst dann entfaltet er sein volles Aroma.
- Rosmarin-Ingwer-Essig eignet sich bestens zum Marinieren von Fleisch.

Tomatenketchup mit Ingwer

Zutaten

3 kg rote, vollreife Tomaten
Je 10 g Gewürznelken, Zimt und Ingwer, gemörsert
20 g Piment, gemörsert
1 große Knoblauchzehe, zerdrückt
1 Prise Cayennepfeffer
40 g Salz
0,75 l milder Essig

Zubereitung

Tomaten klein schneiden und zusammen mit den Gewürzzutaten und Essig zu einem Mus verkochen. Das Mus durch ein feines Sieb streichen. Nach dem Erkalten in kleinere Flaschen füllen und gut verschließen.

Vorspeisen, Salate und Suppen

Zu einem Menü gehören Vorspeise und/oder Suppe dazu. Frisches Brot oder Gemüsestreifen (Karotten, Stangensellerie) passen bestens zu einem Dip. Auch Salate oder Suppen lassen sich mit Ingwer verfeinern.

Auberginendip

Zutaten

4 halbierte Auberginen
2 EL Chili-Öl
25 g Korianderkörner
25 g Sesamkörner
4–6 Knoblauchzehen
25 g frischer Ingwer (Bio-Ware ungeschält)
25 g Kokossahne
Salz

Zubereitung

Auberginen halbieren und jeweils mit Chili-Öl bestreichen. Im auf 200 Grad vorgeheizten Backrohr vierzig Minuten weich garen. Anschließend Fruchtfleisch ausschaben und in eine Schüssel geben. Korianderkörner zerstoßen. Zusammen mit den Sesamkörnern in einer Pfanne etwa eine Minute erwärmen, bis sie ihr Aroma entfalten. Ingwer und Knoblauch reiben. Kokossahne langsam in einem Topf schmelzen und dann alle Zutaten zu einer Paste verrühren.

Tipp

- Den Dip können Sie kalt oder warm servieren.
- Als Vorspeise schmeckt er mit Baguette, Fladenbrot oder rohen Gemüsestreifen.

Ingwersahne pikant oder süß

Ob süß oder pikant: Ingwersahne passt zu vielen Gerichten. Mit Zucker oder Honig gesüßt zu Fruchtmus und frischem Obst der Saison, zu Kuchen, Plätzchen, zu Pudding – und, ja, sogar zu Eiscreme. Pikant schmeckt Ingwersahne zu geräuchertem oder Graved Lachs, zu Forellenfilets, aber auch zu Roastbeef, zu Carpaccio oder als Topping zu einer Kürbis- oder Möhrensuppe.

Zutaten

200 ml Schlagsahne
1–2 cm frischen Ingwer, fein gerieben (Bio-Ware ungeschält)
Zucker für die süße Variante
Salz und schwarzer Pfeffer aus der Mühle für die pikante Variante

Zubereitung

Sahne mit Zucker oder Salz und Pfeffer steif schlagen und den Ingwer vorsichtig unterheben. Schnell servieren, damit die Sahne nicht zusammenfällt.

Tipp

- Als Aufstrich nehmen Sie eine Mischung von je zur Hälfte Sahne und Crème fraîche. Schmeckt gut als Vorspeise zu Baguette, Fladen- oder Körnerbrot.

Kürbis-Salat

Zutaten für 4 Personen

2 saure Äpfel (320 g)
1 harte Birne
1 Bund Schnittlauch
1 Kürbis (etwa 1,5 Kilo)

Für die Marinade

3 EL Joghurt (45 g)
½ TL Senf
Saft einer Zitrone
2 EL Öl
Salz
weißer Pfeffer
Selleriesalz
Zucker
1 cm frischer Ingwer, gerieben (oder ½ TL Ingwerpulver)

Zubereitung

Kürbis unter kaltem Wasser abspülen und abtropfen lassen. Schälen, Kerne entfernen. Fruchtfleisch auf einer Gemüseraspel raffeln und in eine Schüssel geben. Äpfel und Birne schälen, vierteln, entkernen und ebenfalls raffeln. Zum Kürbis geben. Schnittlauch unter kaltem Wasser abspülen. Mit Haushaltspapier abtupfen, fein schneiden und zum Salat geben. Für die Marinade Joghurt, Senf, Zitronensaft und Öl in einer kleinen Schüssel verrühren. Mit Salz, Pfeffer, Selleriesalz, Zucker und Ingwer pikant würzen. Über den Salat gießen und gut mischen. Zugedeckt im Kühlschrank fünfzehn Minuten durchziehen lassen.

Eisberg-Melonen-Salat

Zutaten für 4 Personen

500 g Wassermelone
1 Eisbergsalat
1 cm frischer Ingwer (Bio-Ware ungeschält)
2 EL Limettensaft
Salz
schwarzer Pfeffer aus der Mühle
Zucker
2 EL Kokosöl

Zubereitung

Für den Salat die Melone schälen. Fruchtfleisch in zwei Zentimeter dicke Scheiben und dann in Würfel schneiden, von den Kernen befreien. Eisbergsalat putzen, in Stücke schneiden, waschen und trocken schleudern. Ingwer schälen, fein reiben und mit Limettensaft, Salz, Pfeffer aus der Mühle, Zucker und dem Kokosöl zu einem Dressing rühren, süßsauer abschmecken. Die Melone und den Eisbergsalat damit anmachen und anrichten.

Kokos-Kürbissuppe mit Mango

Zutaten für 4 Personen

400 g Hokkaidokürbis
1 Mango
750 ml Gemüsebrühe
250 ml Kokosmilch
1 Sternanis
100 g Sahne
Salz

weißer Pfeffer
1 EL frisch geriebener Ingwer (Bio-Ware ungeschält)
1 Zweig Zitronenmelisse
1 EL Kokoschips

Zubereitung
Kürbis waschen, schälen und die Kerne mit einem Esslöffel entfernen. Mango waschen, den Kern herausschneiden und die Frucht schälen. Kürbis und Mango in kleine Stücke schneiden. Kokosöl in einem Kochtopf erhitzen und Kürbis und Mango darin leicht anbraten. Gemüsebrühe, Kokosmilch und Sternanis dazugeben und das Ganze bei mittlerer Hitze etwa dreißig Minuten kochen. Ab und zu umrühren und, wenn nötig, etwas Wasser zugeben. Sternanis entfernen, die Sahne zufügen, unterrühren und die Suppe mit einem Mixstab pürieren. Die Suppe mit Salz, Pfeffer und frisch geriebenem Ingwer pikant abschmecken.

Tipp
- Die Suppe nach dem Anrichten mit kleinen Blättchen von der Zitronenmelisse und einigen Kokoschips bestreuen.

Aus dem Kochbuch von Marx Rumpolt: »Saure Erbsbrüh« – eine Suppe für die Fastenzeit

»Erbsbrüh« wird aus getrockneten Erbsen, Suppengemüse (also Möhren, Sellerie, Lauch, Petersilie) und Wasser gekocht. Bei Hofe nahm man eher Rindfleischbrühe. Unerlässlich aber: Pfeffer und natürlich – Ingwer!

»Nimm eine Erbsbrüh, Essig, Muskatenblüte, ganzen Pfeffer, gestoßenen Ingwer, gesalzene Limonen, fein breit geschnitten. Tu auch frische Maibutter darein und siede das miteinander, bis dass es gar wird. Und versalz es nicht, so wird es gut und voll Wohlgeschmack.«

Maibutter ist die Butter von Kühen, die den ersten Gang auf die Weide im Frühjahr haben.

Rote-Linsen-Ingwersuppe

Zutaten für 4 Personen

1 Zwiebel
1 Knoblauchzehe
25 g frischer Ingwer (Bio-Ware ungeschält)
150 g rote Linsen
½ Bund Koriandergrün
1 EL Kokosöl
1 EL Currypulver
1 Prise Cayennepfeffer
1 Dose gehackte Tomaten (240 g Abtropfgewicht)
Salz
schwarzer Pfeffer aus der Mühle
400 ml Kokosmilch (aus der Dose)
½ l Wasser

Zubereitung

Zwiebel, Knoblauch und Ingwer schälen. Alles sehr fein würfeln. Linsen waschen und gut abtropfen lassen. Blätter vom Koriander abzupfen, drei bis vier Stiele fein hacken. Kokosöl in einem Topf erhitzen. Zwiebel, Knoblauch, Ingwer und Korianderstängel darin andünsten. Linsen und Gewürze unterrühren, kurz mitdünsten. Tomaten und Wasser hinzufügen. Mit Salz und Pfeffer würzen. Die Suppe zwanzig bis fünfundzwanzig Minuten köcheln lassen. Kokosmilch glatt rühren, vier Esslöffel beiseitestellen. Den Rest zur Suppe geben, heiß werden lassen, nach Bedarf etwas nachwürzen.

Tipp

- Die in Schalen oder Tellern angerichtete Suppenportionen mit jeweils einem Löffel Kokosmilch und Korianderblättchen garnieren.

Eingemachtes und Gemüse

Gemüse als Beilage kann man frisch zubereiten oder als Eingemachtes servieren.

Eingelegte Champignons

Zutaten

1,5 kg frische Champignons
4 Zwiebeln
3 cm frischer Ingwer (Bio-Ware ungeschält)
Salz
1 EL Zucker
200 ml Essigessenz (25 %)
1¼ l Wasser
2–3 Stängel Estragon
1 Knoblauchzehe (optional)

Zubereitung

Champignons reinigen und nach dem Halbieren in mehrere Twist-off-Gläser schichten. Wasser mit Essigessenz, Zucker, aufgeschnittenen Zwiebeln, fein gehacktem Ingwer (nach Geschmack auch eine gehackte Knoblauchzehe) und Estragon aufkochen und noch heiß über die Champignons gießen. Gläser verschließen und über Kopf stellen, bis alles abgekühlt ist.

Rote Beten süßsauer

Zutaten

2 kg kleine Rote Beten

30 g frischer Ingwer (Bio-Ware ungeschält)
375 g Zwiebeln
500 ml Weinessig
1 l Wasser
2 EL Salz
4 EL brauner Zucker

Zubereitung
Die Roten Beten waschen, mit kaltem Wasser bedecken und dreißig Minuten garen. Mit kaltem Wasser abschrecken, unter fließendem Wasser schälen und würfeln. Ingwer in feine Streifen schneiden, Zwiebeln nach dem Schälen in Ringe. Rote Beten, Ingwer und Zwiebelringe abwechselnd in die sauberen Gläser schichten. Aus Essig, Wasser, Salz und Zucker einen Sud aufkochen und über die Beten gießen. Gläser verschließen und mindestens zwei Tage ziehen lassen.

Tipp
- Die eingelegten Roten Beten halten sich geschlossen etwa drei Monate.

Zimt-Ingwer-Kürbis

Zutaten
1 kleiner Hokkaidokürbis
¼ l Weinessig
½ l Wasser
4–5 Zimtstangen
1–2 cm frischer Ingwer (oder 1 Msp. gemahlener), (Bio-Ware ungeschält)
5–7 Nelken
1 Zitrone

Zubereitung
Kürbis schälen, Kerne ausschaben, Fruchtfleisch in gut bleistiftdicke Stifte schneiden und blanchieren. Zitrone halbieren und auspressen. Essig, Wasser, Zimtstangen, in Scheiben geschnittenen Ingwer, Nelken und Zitronensaft zehn Minuten kochen lassen, damit die Gewürze ihr Aroma entfalten. In der Zwischenzeit die Kürbisstücke bis unter den Rand in Twist-off-Gläser schichten, mit dem kochenden Sud auffüllen und sofort verschließen.

Aus dem Kochbuch von Marx Rumpolt: Gebratener Spinat und Spinatklöße

Gebratener Spinat: »Wasch den Spinat fein sauber aus und drück das Wasser wohl aus. Wirf ihn in heiße Butter in eine Pfanne und röst ihn wohl darinnen. Gieß ein wenig Erbsbrüh ein und gib ein wenig Speck darunter. Tu auch ein wenig Zucker und kleine Rosinen darein, ein wenig Pfeffer und Ingwer und lass es miteinander wieder aufkochen, dass eine kurze Brühe entsteht.«

Spinatklöße: »Nimm Spinat und lass ihn quellen. Lass ihn abkühlen und drück das Wasser aus. Reib einen Weck (ein Brötchen) darunter und Parmesankäse, auch Kerbelkraut. Nimm etliche Eidotter darunter, ein wenig Ingwer, gestoßene Muskatnüsse und frische Butter. Hack alles durcheinander und versalz es nicht. Schlags in einen Teig, der dünn ausgetrieben und fein durchsichtig ist. Mach Krapfen daraus. Nimm eine wohlabgeschmeckte Erbsenbrühe, tu ein wenig Muskatblüte und frische Butter darein. Lass aufsieden und tu einen Krapfen nach dem andern hinein. Lass damit sieden, tu grüne wohlschmeckende Kräuter darein. So werden sie gut und voll Wohlgeschmack.«

Räuchertofu mit Wokgemüse

Zutaten für 2 Personen

200 g Räuchertofu
1 EL Ingwer, gerieben (Bio-Ware ungeschält)
2 Karotten
250 g Brokkoli
4 EL Kokosöl
6 EL Teriyaki-Soße (eine Variante der Sojasoße)
200 ml Gemüsebrühe
2 Frühlingszwiebeln
1 TL Kartoffelmehl
schwarzer Pfeffer aus der Mühle
1 EL Koriander, gehackt

Zubereitung

Räuchertofu in einen Zentimeter große Würfel schneiden. Ingwer schälen und fein reiben. Karotten schälen und in dünne Scheiben schneiden. Brokkoli putzen und in kleine Röschen teilen. Kokosöl in einem Wok oder einer beschichteten Pfanne erhitzen und Räuchertofu darin knusprig braten. Mit zwei Esslöffel Teriyaki-Soße ablöschen. Tofu herausnehmen und beiseitestellen. Karotten und Brokkoli mit Ingwer braten. Mit Salz und Pfeffer würzen. Die übrige Teriyaki-Soße mit Gemüsebrühe dazugießen und das Ganze einige Minuten köcheln lassen. Frühlingszwiebeln putzen und in dünne Scheiben schneiden. Kartoffelmehl in etwas kaltem Wasser anrühren und zusammen mit den Frühlingszwiebeln zum Gemüse geben. Erneut kurz aufkochen. Tofu wieder dazugeben und aufkochen lassen. Mit Teriyaki-Soße, ein wenig Salz und Pfeffer abschmecken. Zum Schluss mit Koriander bestreuen und anrichten.

Fisch

Auf den ersten Blick ungewohnt – aber dennoch gehen Fisch und Ingwer eine harmonische Verbindung ein. Nicht nur beim japanischen Sushi und Sashimi. Selbst »altbekannte« Fischsorten aus Süß- oder Salzwasser bekommen mit Ingwer eine ganz besondere Note. Dasselbe gilt für Meeresfrüchte wie Garnelen oder Krustentiere. Eine ganz besondere Spezialität kommt aus Südamerika: roher Fisch, der unter anderem mit Ingwer mariniert wird.

Gebratener Lachs in Ingwermarinade

Zutaten für 4 Personen

500 g Lachsfilet

1 Prise gemahlenen Sternanis

2 EL Kokosöl zum Braten

Für die Ingwermarinade

2 EL Sojasoße

6 Sternanis, gemörsert

4 EL Wermut

3 cm frischer Ingwer, in dünne Scheiben geschnitten (Bio-Ware ungeschält)

1 Knoblauchzehe, zerdrückt

2 EL Koriandergrün, gehackt

1 rote Chilischote, entkernt und fein gehackt

Zubereitung

Alle Zutaten für die Marinade in einer flachen Schüssel vermengen. Das Lachsfilet hineinlegen, beide Seiten des Filets sollten mariniert sein. Für mindestens zwei Stunden kalt stellen. Danach das Lachsfilet herausheben und trocken tupfen. Mit dem gemahlenen Sternanis bestäuben. In einer gusseisernen Grillpfanne in Kokosöl von beiden Seiten kurz anbräunen.

Tipp

- Zum Kräuterlachsfilet passt gebackener Fenchel besonders gut.

Ceviche Clásico

Ceviche stammt ursprünglich aus Peru – und dieses Fischgericht zeichnet sich dadurch aus, dass man den Fisch praktisch roh verzehrt, er also weder gekocht noch gebraten wird. Die Zubereitung besteht darin, den Fisch in Limettensaft zu marinieren – die Säure der Zitrusfrucht sorgt dafür, dass das Fischeiweiß ähnlich wie beim Kochvorgang »gegart« wird.

Zutaten für 2–3 Personen

400 g frischer weißer Fisch (Adlerfisch, Zackenbarsch, Seezunge, Dorade, Wolfbarsch, Seeteufel, Steinbutt)
½ TL Salz
schwarzer Pfeffer aus der Mühle
Saft von 4 Limetten (etwa 200 ml)
1–2 cm frischer Ingwer, fein gewürfelt oder gerieben (Bio-Ware ungeschält)
½ kleine Chilischote, gelb oder grün (Samen und Wände entfernen)
1 kleine rote Zwiebel
2–3 schnittfeste, aromatische Tomaten
1 EL Korianderblätter
1 große Süßkartoffel (ca. 300 g)
100 g Maiskörner
1 EL Olivenöl
1 EL Weißweinessig

Zubereitung
Süßkartoffel (mit etwas Salz) und Maiskörner (mit einer Prise Zucker) kochen, beides muss vor der weiteren Verwendung abkühlen. Limetten auspressen und den Saft in ein Glas geben. Fisch waschen und in Würfel schneiden (etwa zwei Zentimeter). In einer Schüssel gleichmäßig mit Salz und Pfeffer bestreuen, etwa eine Minute ziehen lassen und Limettensaft darüber geben. Gut vermischen und im Kühlschrank zehn bis fünfzehn Minuten ziehen lassen. In der Zwischenzeit Chili und Ingwer in kleinste Würfel schneiden, Tomaten entkernen und ebenfalls würfeln. Zwiebel in hauchdünne Scheiben schneiden, Korianderblätter hacken. Die marinierten Fischwürfel auf eine Platte geben. Ingwer, Chili, Tomatenwürfel, Koriander und Zwiebeln mit Olivenöl und Essig vermischen und vorsichtig mit dem Fisch vermengen. Mit Süßkartoffelscheiben und Maiskörnern anrichten.

Tipp
- Das Wichtigste bei der Zubereitung ist die Fischqualität. Niemals Tiefkühlware verwenden, immer frischen Fisch! Ein guter Fischhändler weiß, was Ceviche ist, und kann Sie jeweils nach dem Tagesangebot beraten.
- Ceviche kann man auch mit Shrimps oder Krake zubereiten – der persönlichen Fantasie sind da wenig Grenzen gesetzt.
- Wenn Sie die Zwiebel nach dem Schneiden mit etwas Salz bestreuen und abwaschen, wird sie milder im Geschmack.
- Es gibt für Ceviche unzählige Rezepte – jeder Peruaner hat seinen »Geheimtipp«. Lecker schmeckt beispielsweise neben der Süßkartoffel auch in Scheiben geschnittene Avocado oder fein gewürfelter Staudensellerie.

Leche de Tigre

»Tigermilch« gehört in Peru zu jeder Ceviche: als Soße direkt über den Fisch oder man trinkt sie als Shot vor dem Hauptgericht.

Zutaten für 2 Personen

50 g Fischreste (Fischwürfel)
½ TL Ingwer (Bio-Ware ungeschält)
½ TL Knoblauch
¼ Chili (Samen und Zwischenwände entfernen)
2–3 Zweige Koriander
1 EL Staudensellerie
2 EL Wasser
¼ rote Zwiebel
Saft von 5 Limetten (etwa 200 ml)
Salz
weißer Pfeffer
1 Prise Zucker
eventuell ein paar Eiswürfel

Zubereitung

Ingwer, Knoblauch, Chili, Zwiebel, Koriander (mit Stängel) und Staudensellerie klein schneiden. Limetten auspressen. Zunächst die Fischwürfel im Mixer fein pürieren. Dann Salz, Wasser, Limettensaft und alle anderen Zutaten dazugeben. Die Tigermilch sollte vor dem Servieren im Kühlschrank etwa zehn Minuten durchziehen.

Tipp

- Werden die Eiswürfel gleich mit in den Mixer gegeben, kann man entsprechend »nachwürzen« und vermeidet einen Aromaverlust durch zu viel Wasser in der Tigermilch.

- Als Marinade für Ceviche gibt man je Portion drei Esslöffel Leche de Tigre über den Fisch.
- Als Shot trinkt man ein Schnapsglas voll – Tigermilch gilt in Südamerika nicht nur als »Magenöffner« fürs Hauptgericht, sondern auch als Aphrodisiakum.
- Wie bei Ceviche gibt es bei der Tigermilch unzählige Variationen: Man kann sie beispielsweise auch mit Tomaten oder Gurken zubereiten.

Aus dem Kochbuch von Marx Rumpolt: Eingemachter Bersing (Flussbarsch), Saure Suppe mit Sängelein (Steinbeißer) und Gehackter Salm (Lachs)

Eingemachter Flussbarsch: »Gebackener Bersing wird eingemacht mit Kümmel und mit Ingwer.«

Saure Suppe mit Steinbeißer: »Sängelein gekocht in einer Ingwer Brüh – das ist fein sauer.«

Gehackter Lachs: »Nimm ein Stück Salm, der roh ist, schneid und hack ihn klein, reib darunter einen weißen Weck (ein Brötchen) und grüne wohlschmeckende Kräuter. Tu auch ein wenig Ingwer darein, hack es durcheinander, bis es klein wird, und salz es ein wenig.«

Fischcurry mit Ingwer

Zutaten für 2 Personen

120 g Basmatireis
Salz
1 cm frischer Ingwer (Bio-Ware ungeschält)
1 Knoblauchzehe
2 EL Kokosöl
3 EL Sojasoße
200 ml Kokosmilch

1 EL Mandeln, gehackt
360 g Kabeljaufilet
Chiliflocken
2 EL Cashewkerne, grob gehackt
1 TL Zitronensaft
weißer Pfeffer aus der Mühle

Zubereitung
Basmatireis bissfest garen, abgießen und warm stellen. Inzwischen Ingwer schälen und in feine Streifen schneiden. Knoblauch abziehen und klein schneiden. Für die Marinade Ingwer, Knoblauch, Kokosöl, Sojasoße, Kokosmilch und gehackte Mandeln in einen Mixbecher geben und mit dem Mixstab pürieren. Die Marinade in eine beschichtete Pfanne umfüllen und erhitzen.
Fischfilets unter kaltem Wasser abbrausen, trocken tupfen, in Streifen schneiden, salzen und vorsichtig in der heißen Marinade gar ziehen lassen. Mit Chiliflocken würzen. Cashewkerne und Zitronensaft dazugeben und aufkochen lassen. Zum Schluss mit Salz und weißem Pfeffer pikant abschmecken. Basmatireis auf Tellern verteilen und das Fischcurry darauf anrichten.

Garnelen in Orangensoße

Zutaten für 2 Personen
80 g Basmatireis
Salz
2 Orangen
2 Lauchzwiebeln
1 EL Kokosöl
1 rote Chilischote (ohne Kerne und Zwischenwände)
¼ TL Currypulver
1 cm frischer Ingwer (Bio-Ware ungeschält)

300 g Garnelen (küchenfertig, ohne Schale)
schwarzer Pfeffer aus der Mühle
125 ml Orangensaft
4 EL Sahne
2 EL Sojasoße

Zubereitung
Basmatireis bissfest kochen, in ein Sieb abschütten, kalt abbrausen und abtropfen lassen. Orangen filetieren. Lauchzwiebeln putzen und klein schneiden. Kokosöl im Wok oder in einer beschichteten Pfanne erhitzen und Lauchzwiebeln darin anbraten. Die Chilischote klein schneiden und Currypulver dazugeben. Ingwer schälen, zuerst in Scheiben, dann in feine Stifte schneiden und zufügen. Garnelen kalt abbrausen, trocken tupfen und dazugeben. Unter ständigem, vorsichtigem Rühren rundherum anbraten. Mit Salz und Pfeffer würzen und die vorbereiteten Orangenfilets hinzutun. Orangensaft und Sahne darüber gießen, aufkochen und den Reis unterheben. Abschmecken mit Sojasoße, Salz und Pfeffer – und anrichten.

Fleisch

Während Ingwer in der asiatischen Küche zu vielen Fleischgerichten gehört, hat man bei uns erst nach und nach (wieder)entdeckt, dass Ingwer auch zu ganz typisch regionalen Fleischspeisen passt. Der berühmte Sternekoch Alfons Schuhbeck behauptet ja sogar, als er vor mehr als dreißig Jahren begann, seinen Schweinsbraten mit Ingwer zu würzen, sei er belächelt worden und man hätte ihm vorgeworfen, das typisch bayerische Gericht damit zu »entwerten«. Das ist natürlich nicht so, denn Ingwer kann bei jeder Fleischsorte, ob Geflügel,

Schwein, Rind oder sogar Wild, ganz besondere Aromen hervorrufen.

Ingwer-Poularde mit scharfem Linsensalat

Zutaten für 4 Personen

Für die Poularde

1 Poularde (etwa 1,5 kg)
2 EL Kokosöl
1–2 cm frischer Ingwer (Bio-Ware ungeschält)
1 TL Chilipulver
1 Rosmarinzweig
1 Thymianzweig
Salz
schwarzer Pfeffer aus der Mühle

Für den Salat

50 g Beluga-Linsen
4 milde, lange Peperoni
1 Schalotte
1 Karotte
1 Knoblauchzehe
100 g Knollensellerie
300 ml Geflügelbrühe
1 EL Kokosöl
1 EL weißer Balsamessig
½ TL Bohnenkraut
Salz
schwarzer Pfeffer aus der Mühle

Zubereitung

Beluga-Linsen etwa drei Stunden in einer Schüssel mit kaltem Wasser einweichen und quellen lassen. Ingwer schälen, fein hacken und mit Chili und Kokosöl in einer Schüssel zu einer

Marinade verrühren. Poularde waschen, trocken tupfen und mit der Marinade einreiben. Anschließend in einen Bräter geben und mit Salz und Pfeffer würzen. Rosmarin und Thymian dazugeben und bei 200 Grad (Umluft: 180 Grad, Gasherd: Stufe 4) im Backofen auf der mittleren Schiene etwa eine Stunde garen.

Inzwischen einen Liter Salzwasser in einem Topf erhitzen und die gequollenen Linsen darin etwa zehn Minuten garen. Linsen in ein Sieb gießen und beiseitestellen. Peperoni putzen, Kerne entfernen und klein schneiden. Sellerie und Karotten schälen, waschen und fein würfeln. Knoblauch und die Schalotte abziehen und ebenfalls fein würfeln. Kokosöl in einem Topf erhitzen und Peperoni, Sellerie, Karotten, Knoblauch und Schalotten zufügen und darin anschwitzen. Mit der Geflügelbrühe aufgießen. Anschließend das Ganze bei niedriger Temperatur etwa zehn Minuten weiter köcheln lassen, bis die Geflügelbrühe reduziert ist. Gemüse aus der Pfanne nehmen und in eine Salatschüssel füllen. Mit Balsamessig, Kokosöl, Bohnenkraut, Salz und Pfeffer aus der Mühle abschmecken. Linsen unterheben und den Salat gut vermischen. Poularde aus dem Ofen nehmen und tranchieren. Fleischstücke dann auf vier Teller verteilen und zusammen mit dem Linsen-Peperoni-Salat servieren.

Lammfilet »Tausendundeine Nacht«

Zutaten für 4 Personen

600 g Lammfilet
2 Knoblauchzehen
4 EL Speiseöl
1 EL Honig
schwarzer Pfeffer aus der Mühle
1 EL Rosmarinnadeln
150 g getrocknetes Obst (z. B. Apfelringe, Feigen, Aprikosen,

Pflaumen)
2 Schalotten
2 Möhren
Salz
100 ml Roséwein
500 ml Fleischbrühe
250 g Basmatireis
2–3 cm frischer Ingwer (Bio-Ware ungeschält)
½ TL Zimt
etwas Koriandergrün

Zubereitung
Lammfilet waschen und trocken tupfen. Knoblauchzehen abziehen, zerdrücken, mit Öl, Honig, Pfeffer und Rosmarin mischen. Das Fleisch mit der Marinade bestreichen und etwa eine Stunde durchziehen lassen. Dörrobst in feine Streifen schneiden. Schalotten abziehen, Möhren putzen, waschen, schälen und beides in kleine Würfel schneiden. Lammfleisch rundherum braten, salzen, aus der Pfanne nehmen und warm stellen. Dörrobst, Schalotten- und Möhrenwürfel sowie den fein gehackten Ingwer im Bratensatz dünsten, mit Rosé und Brühe angießen und etwas einkochen lassen. Soße mit Salz, Pfeffer, Zimt und Koriandergrün abschmecken.

Tipp
- Filets schräg in Scheiben schneiden. Dazu schmeckt Reis.

Indisches Putengeschnetzeltes

Zutaten für 4 Personen
400 g Putenschnitzel
2 Äpfel
1 kleine Zwiebel
1 kleine Knoblauchzehe

3–5 cm frischer Ingwer (Bio-Ware ungeschält)
2 TL flüssiger Honig
2 TL Weinessig
½ TL Paprikapulver
4 EL Geflügelbrühe
4 EL Sahne
4 Kirschtomaten

Zubereitung
Putenschnitzel würfeln. Äpfel waschen, vierteln, das Kerngehäuse entfernen und in Spalten schneiden. Zwiebel und Knoblauchzehe abziehen und klein schneiden. Ingwer fein hacken. Putenfleisch mit Apfelspalten in eine Schüssel geben und mit Salz und Pfeffer würzen. Zwiebel, Knoblauch, Ingwer, Honig, Weinessig und Paprikapulver hinzufügen. Alles auf vier Alufolien verteilen. Brühe und Sahne verrühren und je zwei Esslöffel auf jede Portion geben. Folien gut verschließen und im vorgeheizten Backofen bei 180 Grad (Umluft: 160 Grad, Gas: Stufe 3) etwa eine Viertelstunde garen.

Aus dem Kochbuch von Marx Rumpolt: Ochsenfüße

»Koche die Ochsenfüße in Wasser, lasse sie auskühlen, säubere sie und entbeine sie, dann lege sie in Essig ein, dem du ein wenig Salz beigegeben hast. Darinnen lasse sie eine Stunde liegen, dann nimm sie heraus und schneide sie klein, dass es dünn ist. Vor dem Anrichten lege sie in eine Schüssel und gieße frischen Essig darüber, streue Ingwer und gesäuberte, kleingezupfte grüne Petersilie darüber. Also pflegt man gemeiniglich zu Nacht zu einem Salat zu geben, sonderlich im Sommer.«

Rinderhüfte mit weißem Sesam

Zutaten für 2 Personen

300 g Rinderhüfte
1 Fenchelknolle
200 g Lauch
1 Karotte
1 rote Zwiebel
1 EL Kokosöl
Salz
schwarzer Pfeffer aus der Mühle
1 cm frischer Ingwer (Bio-Ware ungeschält)
2 EL weißer Sesam
1 Knoblauchzehe
¼ TL Chilipaste (z. B. Sambal Oelek)
2 EL Sojasoße

Zubereitung

Fleisch kalt abbrausen, trocken tupfen und in dünne Streifen schneiden. Fenchel putzen, waschen und ebenfalls in schmale Streifen schneiden. Lauch waschen, Karotten schälen und in Streifen schneiden. Die Zwiebel abziehen und in feine Streifen schneiden. Kokosöl in einem Wok oder einer beschichteten Pfanne erhitzen. Fleischstreifen dazugeben und unter ständigem Rühren mit einem Holzspachtel rundherum anbraten. Fleisch mit Salz und Pfeffer aus der Mühle würzen. Ingwer zuerst in Scheiben, dann in Streifen schneiden und mit dem vorbereiteten Gemüse und dem Sesam dazugeben. Knoblauch schälen und durch eine Knoblauchpresse drücken. Das Ganze gut durchbraten und zum Schluss mit einer Messerspitze Sambal Oelek, der Sojasoße und Salz und Pfeffer aus der Mühle würzig abschmecken.

Süßes und Desserts

Ingwer als Zutat für Süßes – vor allem bei Backwerk wie Lebkuchen – ist uns allen bekannt, da gehört die Knolle sozusagen traditionell dazu. Doch es gibt noch viele andere Möglichkeiten, das scharf-süße Aroma zu verwenden. Am bekanntesten ist wohl die Kombination von Schokolade oder Zucker und Ingwer.

Kandierter Ingwer

Zutaten

500 g frischer Ingwer
450 g Zucker
½ l Wasser
6 EL Feinkristallzucker

Zubereitung

Ingwer fein schälen und in Würfel oder dickere Scheiben (etwa ein Zentimeter) schneiden. Den Zucker im Wasser aufkochen, bis er sich aufgelöst hat, Ingwerwürfel oder -scheiben zugeben und unter ständigem Rühren etwa zehn bis fünfzehn Minuten köcheln lassen. Mit einem Schaumlöffel den Ingwer herausnehmen und abkühlen lassen. Diesen Vorgang mindestens zweimal wiederholen, bis sich eine Zuckerkruste um die einzelnen Ingwerstückchen gebildet hat. Dann auf Backpapier auslegen, abkühlen und nochmals mindestens zwei Stunden trocknen lassen. Erst danach im Feinkristallzucker wälzen und, wenn der Ingwer komplett getrocknet ist, in einer Dose oder einem Glas aufbewahren. Beides sollte gut verschließbar sein, damit keine Feuchtigkeit in das Behältnis gelangt.

Tipp

- Das Kandieren von Ingwer (und auch anderen Früchten) dauert wegen der Abkühl- und Trockenzeiten oft etliche Stunden, wenn nicht Tage. Zucker macht die kandierten Früchte nämlich nur dann für längere Zeit haltbar, wenn er nach und nach ins Fruchtfleisch einziehen kann. Es gibt allerdings »Expressmethoden« mit Zuckerersatzstoffen.

Ingwer in Honig

Wer bewusst weniger Industriezucker zu sich nehmen will, verzichtet auf kandierten Ingwer und legt ihn in Honig ein.

Zutaten

1–2 große Knollen Ingwer
1 Glas Honig

Zubereitung

Ingwer schälen und in nicht zu feine Scheiben schneiden. In ein verschließbares Schraubglas geben und mit dem Honig begießen. Gut durchmischen, damit der Ingwer überall bedeckt ist. An der Oberfläche sollte etwa einen halben Zentimeter Honig »stehen«. Das Ganze mindestens drei Wochen ruhen lassen.

Tipp

- Honig enthält antibakterielle Stoffe, die dafür sorgen, dass der so eingelegte Ingwer haltbar ist. Dennoch müssen Sie darauf achten, sauber zu arbeiten: Das Aufbewahrungsglas sollte mit kochendem Wasser ausgespült werden und danach kopfüber auf einem sauberen Geschirrtuch trocknen.

Milchreis mit Ingwer

Zutaten für 4 Personen

250 g Rundkornreis

1 l kalte Milch

1 Prise Salz

1–2 cm frischer Ingwer, fein gerieben (Bio-Ware ungeschält)

2–3 EL Zucker

1–2 TL Zimt

Zubereitung

Rundkornreis mit Salz in die kalte Milch einrühren und etwa zwanzig Minuten auf kleinster Garstufe quellen lassen. Wenig rühren. Kurz vor dem Ende der Kochzeit Zucker und Ingwer unterrühren. Vor dem Servieren mit Zimt und Zucker nach Geschmack bestreuen.

Tipp

- Milchreis können Sie mit vielen Zutaten verfeinern und aromatisieren, beispielsweise mit Rosinen, ein paar Butterflöckchen, Zitronensaft, Obststückchen oder Ähnlichem. Als Aromen bieten sich auch Kardamom, Kakao oder Kaffee an.
- Milchreis wird nicht zu klebrig, wenn Sie den Reis drei Minuten in leicht gesalzenem Wasser kochen, dann abgießen und in der Milch weitergaren.
- Milchreis bekommt keine Haut, wenn man nach dem Kochen Frischhaltefolie über die Oberfläche spannt.

Aus dem Kochbuch von Marx Rumpolt: Eierspeise mit Äpfeln und Süße Weinsuppe

Eierspeise mit Äpfeln: »Nimm Äpfel, schneid sie breit und dünn, wirf sie in die heiße Butter und lass sie ein wenig rösten. Nimm sie vom Feuer und schlag in einer Schüssel ganze frische Eier darein. Setz es wieder aufs Feuer mit einem Deckel darauf. So bäckt sich das Eierschmalz unten und oben. Machs nicht zu hart. Und wenn du es anrichten willst, gieß die Flüssigkeit ab und bestreu es mit Salz und Ingwer.«

Süße Weinsuppe: »Richte eine Weinsuppe mit Eiern, gelb und süß gemacht. Tu Ingwer und Zimt darunter. Lass Butter und Salz aufsieden. So wird es gut und wohlschmeckend.«

Süße Weinsuppen soll es schon in römischer Zeit gegeben haben. Sie galten als kräftigende Kost für Kranke und Wöchnerinnen.

Erdbeer-Sahne-Traum

Zutaten für 4 Portionen

500 g kleine und aromatische Erdbeeren

100 g Zucker

4 cl Himbeergeist

1 Becher (200 g) Schlagsahne

2 TL frischer Ingwer, feinst gehackt oder gerieben

Zubereitung

Erdbeeren waschen und abtropfen lassen, vorsichtig mit Küchenkrepp trocken tupfen. Dann erst Stängelansätze herausdrehen und die Früchte halbieren. Zucker unter die Erdbeeren heben und etwa eine Stunde bei Zimmertemperatur im Saft ziehen lassen. Hin und wieder behutsam umrühren. Danach Himbeergeist darüber träufeln und mit Folie abgedeckt etwa eine Stunde kühl stellen. Sahne steif schlagen und Ingwer unter die Sahne heben, Erdbeeren auf vier Portionen verteilen und jeweils mit einem dicken Klecks Sahne garnieren.

Tipp

- Reiben Sie eine Ingwerwurzel (drei Zentimeter) und heben Sie das Geriebene mit dem Zucker vermischt unter die Früchte. Beträufeln Sie die Erdbeeren mit einem trockenen Sherry. Die Sahne sollten Sie flüssig oder bestenfalls halbsteif geschlagen über die gekühlten Erdbeeren geben und sofort servieren.

Marmeladen und Backwerk

Aus der Weihnachtsbackstube ist Ingwer nicht wegzudenken. Dabei sind sein Geschmack und sein Aroma wesentlich vielfältiger: Denn auch Gelees und Marmeladen bekommen mit der Wunderknolle einen ganz besonderen Geschmack.

Grapefruit-Walnuss-Marmelade

Zutaten

900 g Grapefruits, vorbereitet gewogen
50 g Walnusskerne
2–3 Stück Ingwer in Sirup
1 kg Gelierzucker
2–3 EL weißer Rum

Zubereitung

Grapefruits schälen und grob zerkleinern, zusammen mit Walnüssen und Ingwer mit dem Stabmixer zerkleinern. In einem Topf mit Gelierzucker vermischen, zum Kochen bringen und vier Minuten sprudelnd kochen lassen. Nun Rum zugeben und unterrühren. Marmelade in vorbereitete Twist-off-Gläser abfüllen und diese verschließen.

Bananenkonfitüre

Zutaten

500 g Bananen, geschält gewogen
500 g Gelierzucker
4 Limetten oder ersatzweise 2 Zitronen
2 cm frischer Ingwer (Bio-Ware ungeschält)

Zubereitung

Bananen schälen, in Scheiben schneiden und mit dem Saft einer Limette oder einer halben Zitrone vermischen. Die anderen Limetten oder Zitronen schälen und filieren, den Saft auffangen und mit den Fruchtstückchen zu den Bananen geben. Den Gelierzucker untermischen. Ingwer schälen, fein reiben und unter die Bananen geben. Zusammen etwa eine Stunde ziehen lassen und anschließend in einen großen Topf geben. Unter gelegentlichem Rühren aufkochen und vier Minuten sprudelnd kochen lassen. Vorsichtig in Gläser füllen und diese verschließen.

Aus dem Kochbuch von Marx Rumpolt: Brezeln mit schwarzen Rosinen und Ingwer

»Nimm Brezeln und weich sie im Salzwasser ein. Tu sie auf eine Schüssel und bestreu sie mit schwarzen Rosinen und Ingwer. Begieß sie mit heißer Butter.«

Ingwerkekse

Zutaten

300 g Weizenmehl (Type 550)
1 Päckchen Backpulver
1 EL gemahlener Ingwer
½ unbehandelte Zitrone, davon die abgeriebene Schale
200 g zimmerwarme Butter
150 g brauner Zucker
1 Prise Salz

Zubereitung

Die Butter mit dem Zucker schaumig schlagen, Ingwerpulver zugeben. Mehl und Backpulver dazu sieben und alles zu einem Teig verkneten. Aus dem Teig kleine Kugeln formen (etwa so groß wie eine Walnuss), diese auf ein Backblech setzen und flach drücken (der Teig sollte maximal ein Zentimeter hoch sein). Im vorgeheizten Backofen bei 200 Grad (Umluft 180 Grad, Gas: Stufe 4) etwa eine Viertelstunde backen. Die Ingwerkekse sollten goldbraun werden. Auskühlen lassen und in einer gut verschließbaren Dose aufbewahren.

Tipp

- Sie können den Ingwergeschmack verstärken, indem Sie sehr fein geschnittenen frischen oder kandierten Ingwer unter den Teig mischen.
- Vanillezucker gibt besonderes Aroma, genauso wie Mandeln, Zimt oder Muskatnuss.
- Probieren Sie andere Mehlsorten aus. Hildegard von Bingen soll Dinkelmehl benutzt haben.
- Ersetzen Sie einen Teil der Mehlmenge (etwa 100 Gramm) mit fein gemahlenen Mandeln oder Nüssen.
- Eier im Teig machen die Kekse lockerer und dienen auch als Geschmacksträger.

Klassische Elisenlebkuchen

Zutaten

350 g Zucker
5 Eier
350 g ungeschälte Mandeln
100 g Mehl
50 g Orangeat, fein gewürfelt
50 g Zitronat, fein gewürfelt
2 TL Zimt, gemahlen

¼ TL Kardamom, gemahlen
1 Msp. Nelken, gemahlen
1 Msp. Piment, gemahlen
1 Msp. Ingwer
Runde Oblaten, etwa 8 cm Durchmesser
Mandelhälften und Zitronat zum Belegen

Für die Glasur
100 g Zucker
1 EL Zitronensaft
2 EL Wasser

Zubereitung
In einer großen Schüssel im Wasserbad Zucker und Eier schaumig schlagen. Die Masse sollte dabei nicht wärmer als 45 Grad Celsius werden. Dann aus dem Wasserbad nehmen und weiterschlagen, bis die Masse abgekühlt ist. Mandeln fein mahlen und mit Mehl, Orangeat, Zitronat und Gewürzen mischen. Unter die Ei-Zucker-Masse ziehen. Von dieser Masse jeweils etwa vierzig Gramm auf jede Oblate geben. Mit einem Küchenmesser (immer wieder in Wasser tauchen!) zum Oblatenrand hin verstreichen. Mit Mandelhälften und Zitronat garnieren. Lebkuchen über Nacht auf dem Brett oder der Arbeitsplatte austrocknen. Erst am nächsten Tag den Backofen auf 180 Grad (Umluft: 160 Grad, Gas: Stufe 3) vorheizen. Lebkuchen auf der mittleren Schiene des Backofens fünfzehn bis zwanzig Minuten backen. Für die Glasur Zucker, Zitronat und Wasser mischen und aufkochen. Die noch heißen Lebkuchen damit bestreichen.

Tipp
Die Elisenlebkuchen sollten lediglich an der Oberfläche kross werden, an der Unterseite müssen sie noch weich sein. Andernfalls trocknen sie aus.

Alle Rezepte haben Ihnen hoffentlich Appetit auf mehr gemacht. Ingwer ist so vielfältig einsetzbar – und wer nur ein bisschen Spaß am Experimentieren in der Küche hat, wird eine Menge anderer Variationen entdecken, um selbst altbekannte Speisen ein wenig aufzupeppen. Dabei wünsche ich Ihnen viel Spaß!

Franziska von Au
im Frühjahr 2023

Literatur und Links

Kapitel 1: Geschichte und Geschichten zum Ingwer

Bambusannalen/Bambuschronik: https://de.wikipedia.org/wiki/Bambusannalen

Heilkräuterklassiker nach Shennong: https://de.wikipedia.org/wiki/Shennong_ben_cao_jing

Das Buch heilender Kräuter – *Bencao Gangmu* (16. Jh.): https://de.wikipedia.org/wiki/Bencao_Gangmu

Ingwer in alten chinesischen Schriften: www.ncbi.nlm.nih.gov/pmc/articles/PMC1251637/

Ingwer in der Ayurveda-Heilkunde: https://ayurveda-med.com/ingwer-ayurveda-medizin-wirkung/

Pedanios Dioskurides: https://de.wikipedia.org/wiki/Pedanios_Dioskurides

Galenos von Pergamon: https://de.wikipedia.org/wiki/Galenos

Ingwer in Honig (Judentum): https://jhva.wordpress.com/2012/04/15/himlita-ingwer-und-honig-gesund-scharf-und-sus-wie-der-talmud/

Ingwer im Talmud: https://ia600209.us.archive.org/34/items/b24856708/b24856708.pdf

Ingwer aus Jamaika: www.zeno.org/Meyers-1905/A/Zing%C4%ADber

Ingwer im *Jahrbuch der Hamburger Wissenschaftlichen Anstalten*: www.zobodat.at/pdf/Jb-Hamburg-Wissenschaft-Anstalten_14_BH3_0019-0156.pdf

Lorscher Arzneibuch: https://de.wikipedia.org/wiki/Lorscher_Arzneibuch#Herkunft_und_Geschichte

Dissertation zur Geschichte der europäischen Phytotherapie: https://opus.bibliothek.uni-wuerzburg.de/opus4-wuerzburg/frontdoor/deliver/index/docId/5396/file/mersidiss.pdf.pdf

»Der Blumendichter« – *Macer floridus*: https://de.wikipedia.org/wiki/Macer_floridus

Basel, Straßenname: https://altbasel.ch/fragen/imbergaesslein-nadelberg.html

Landshuter Hochzeit: www.landshuter-hochzeit.de/detail/speisung-der-hochzeitsgaeste.html

Landshuter Hochzeit: www.landshuter-hochzeit.de/files/pdf/Schlag_nach_web_2017.pdf

Maßeinheit Salz: https://badreichenhallwiki.eu/index.php?title=Salzf%C3%A4sser#:~:text=Die%20in%20Reichenhall%20%C3%BCbliche%20Versandeinheit,100%20kg)

Friedrich der Große und die »Pimentsuppe«: http://historische-kochrezepte.blogspot.com/p/die-kuche-friedrich-des-groen.html

Rembert Dodoens *Cruyde Boeck*: http://archiv.ub.uni-marburg.de/dodoens/de/dodoens_cruyde-boeck_einfuehrung.pdf

Nicholas Culpeper, *Complete Herbal*: www.gutenberg.org/files/49513/49513-h/49513-h.htm

Pietro Andrea Mattioli, *Kreutterbuch* – gefälschter Ingwer: www.digitale-bibliothek-mv.de/viewer/image/PPN731828850X/391/#topDocAnchor

The Forme of Cury 1390: www.gutenberg.org/ebooks/8102

Kedgeree: www.jamieoliver.com/recipes/fish-recipes/kedgeree/

Heinrich VIII.: www.sueddeutsche.de/reise/500-jahre-heinrich-viii-von-england-frauenheld-mit-appetit-1.412150

Elisabeth I.: www.thespruceeats.com/the-history-of-gingerbread-1135954

Ginger group: https://en.wikipedia.org/wiki/Ginger_group

Kiss a Ginger Day: www.daysoftheyear.com/days/kiss-a-ginger-day/

Fakten zu Rothaarigen: https://de.wikipedia.org/wiki/Rot_(Haarfarbe)

Gastrosophie: https://de.wikipedia.org/wiki/Gastrosophie

Eugen von Vaerst: *Gastrosophie oder die Lehre von den Freuden der Tafel*: www.projekt-gutenberg.org/vaerst/gastro1/chap003.html

Erfinder der Currywurst: www.swr.de/wissen/1000-antworten/wie-entstand-die-currywurst-100.html

Kapitel 2: Warenkunde Ingwer

Rhizom und Wurzel: https://pereglin.com/de/rhizom-und-wurzel-was-ist-der-unterschied/

Kalmus, »Deutscher Ingwer«: www.ptaheute.de/serien/heimische-heilpflanzen/kalmus-deutscher-ingwer

Anbaugebiete weltweit: www.atlasbig.com/de-de/weltweit-ingwer-produktion

Ingweranbau Indien: www.farmingindia.in/ginger-cultivation-grow-ginger/

Ginger Production Technology: https://agritech.tnau.ac.in/horticulture/horti_spice%20crops_ginger_productiontech.html

Übersicht Weltmarkt Ingwer: www.freshplaza.de/article/9479235/ubersicht-weltmarkt-ingwer/

Statistisches Bundesamt Ingwerimport 2021: www.destatis.de/DE/Presse/Pressemitteilungen/Zahl-der-Woche/2023/PD23_02_p002.html

Verbraucherzentrale Bayern – Ingwer aus China und Peru: www.verbraucherzentrale-bayern.de/wissen/haetten-sies-gewusst/ingwer-kommt-hauptsaechlich-aus-china-oder-peru-was-ist-der-unterschied-20176

Ingwer aus Deutschland: www.deutschlandfunknova.de/beitrag/hype-um-die-wunderknolle-ingwer-koennte-bald-auch-in-deutschland-angebaut-werden

Ingwer selbst anbauen: www.gartendialog.de/ingwer-anbau/

Ingwer im eigenen Garten: www.selbstversorger.de/ingwer-anbauen/

Gartenjournal: www.gartenjournal.net/ingwer-wurzel

Ingwer-Qualitätstest: www.test.de/Ingwer-Der-Kick-aus-der-Knolle-5264598-0

Kapitel 3: Bausteine der Ernährung – und was der Ingwer zu bieten hat

Deutsche Gesellschaft für Ernährung, fünfmal täglich: www.dge.de/ernaehrungspraxis/vollwertige-ernaehrung/5-am-tag/

Deutsche Gesellschaft für Ernährung, Referenzwertetabelle: www.dge.de/wissenschaft/referenzwerte/tool/

Zu Vitaminen: www.tk.de/techniker/magazin/ernaehrung/essen-und-wissen/vitamine-wichtig-fuer-stoffwechsel-2004728

Vitamine und Mineralstoffe: www.verbraucherzentrale.de/wissen/lebensmittel/gesund-ernaehren/vitamine-und-mineralstoffe-von-az-5949

Mineralstoffe: www.bfr.bund.de/de/a-z_index/mineralstoffe-5074.html

Mineralstoffe und Spurenelemente – wofür der Körper sie braucht: www.tk.de/techniker/magazin/ernaehrung/essen-und-wissen/mineralstoffe-spurenelemente-2004778

Mineralstoffe und Spurenelemente: https://de.wikipedia.org/wiki/Mineralstoff

Mineralstoffe und Spurenelemente: www.apotheken.de/gesundheit/gesund-leben/ernaehrungsmedizin/4884-mineralstoffe

Unterschied Mengen- und Spurenelemente. www.meinmed.at/gesundheit/mineralstoffe/2505

Nährstoffe im Ingwer: www.vitamine.com/lebensmittel/ingwer/

Primäre und sekundäre Pflanzenstoffe: www.lgl.bayern.de/lebensmittel/chemie/inhaltsstoffe/pflanzeninhaltsstoffe/

Sekundäre Pflanzenstoffe: www.gesundheit.gv.at/leben/ernaehrung/richtige-ernaehrung/sekundaere-pflanzenstoffe-tabelle.html

Sekundäre Pflanzenstoffe: https://de.wikipedia.org/wiki/Sekund%C3%A4re_Pflanzenstoffe

Sekundäre Pflanzenstoffe, Übersicht: www.ugb.de/ernaehrungsplan-praevention/sekundaere-pflanzenstoffe-bioaktive-substanzen/druckansicht.pdf

Ingwer, Tabelle über Inhaltsstoffe: https://fdc.nal.usda.gov/fdc-app.html#/food-details/169231/nutrients

Ingwer, Inhaltsstoffe: www.vitamine.com/lebensmittel/ingwer/

Kapitel 4: Was macht den Ingwer so besonders?

Ätherische Öle: https://kraeuterkontor.de/magazin/aetherische-oele/

Uniklinik Freiburg zu Ingwer: www.uniklinik-freiburg.de/presse/publikationen/im-fokus/detailansicht/261-wunderknolle-ingwer.html

Ingwer und sein ätherisches Öl (Inhaltsstoffe im Einzelnen): https://utheses.univie.ac.at/detail/51717#

»*Zingiber officinale* – Neues zu Inhaltsstoffen und ihre antimikrobielle Wirkung«: https://unipub.uni-graz.at/obvugrhs/content/titleinfo/319599/full.pdf

Ingwer, Tabelle über Inhaltsstoffe: https://fdc.nal.usda.gov/fdc-app.html#/food-details/169231/nutrients

Herbal Medicine: Biomolecular and Clinical Aspects: www.ncbi.nlm.nih.gov/books/NBK92775/

A novel method for the quantitation of gingerol glucuronides in human plasma or urine based on stable isotope dilution assays: https://pubmed.ncbi.nlm.nih.gov/27700987/

Essenzielle Aminosäuren: www.eucell.de/ernaehrung/ernaehrungslexikon/aminosaeuren

Semi-essenzielle Aminosäuren: www.eucell.de/ernaehrung/ernaehrungslexikon/aminosaeuren/semi-essentielle-aminosaeuren

L-Arginin. A Critical Determinant in Atherosclerosis: www.ahajournals.org/doi/pdf/10.1161/01.cir.0000129501.88485.1f

Diarylheptanoide: www.sciencedirect.com/science/article/abs/pii/S1572599505800900?via%3Dihub

Geraniol: www.jstage.jst.go.jp/article/plantbiotechnology/31/5/31_14.1020a/_article

Heilpflanze des Jahres: www.nhv-theophrastus.de/artikelkategorien/heilpflanzen/ingwer

NHV Theophrastus: www.nhv-theophrastus.de/wir-stellen-uns-vor

Studienkreis Entwicklungsgeschichte der Arzneipflanzenkunde: www.klostermedizin.de/index.php

EMA und HMPC zu Ingwer: www.ema.europa.eu/en/medicines/herbal/zingiberis-rhizoma

Weltmarkt Ingwer: www.freshplaza.de/article/9479235/ubersicht-weltmarkt-ingwer/

Kapitel 5: Aus der Praxis – Ingwer fürs Wohlbefinden

Oxford English Dictionary: *well-being*: www.oed.com/oed2/00282689;jsessionid=6C04BC77AD21CC7D7034E3096CDC0AD4

Verfassung der WHO: www.fedlex.admin.ch/eli/cc/1948/1015_1002_976/de

Wellness, Geschichte: https://miskawaanhealth.com/history-of-wellness/

Ingwer bei Asthma: https://citeseerx.ist.psu.edu/document?repid=rep1&type=pdf&doi=b9f02545ce5013688c8c0ce21da8c310c0aefa4e

Ingwer, diverse Studien: www.ncbi.nlm.nih.gov/pmc/articles/PMC4377061/#A18402R37

Ginger (*Zingiber officinale* Roscoe) as a nutraceutical: Focus on the metabolic, analgesic, and antiinflammatory effects: https://onlinelibrary.wiley.com/doi/10.1002/ptr.6964

Ginger (*Zingiber officinale* Rosc.) and its bioactive components are potential resources for health beneficial agents: https://onlinelibrary.wiley.com/doi/10.1002/ptr.6858

Ingwer vorbeugend gegen Übelkeit: www.ncbi.nlm.nih.gov/pmc/articles/PMC4818021/

Ginger Root Against Seasickness: A Controlled Trial on the Open Sea: www.tandfonline.com/doi/abs/10.3109/00016488809119444

Rezept Hypokras: https://mittelalter.fandom.com/de/wiki/Claret_Gew%C3%BCrzwein

Ingwer in der Schwangerschaft: www.deutsche-apotheker-zeitung.de/daz-az/2017/daz-24-2017/truegerische-sicherheit

Ingwer in der Schwangerschaft: www.ncbi.nlm.nih.gov/pmc/articles/PMC7271219/

Ingwer in der Schwangerschaft: www.thieme-connect.com/products/ejournals/pdf/10.1055/s-0034-1384309.pdf

Ingwer in der Schwangerschaft ungefährlich bei Embryotox: www.embryotox.de/arzneimittel/details/ansicht/medikament/ingwer/

Ingwer Dosierung (1 Gramm/Tag) für Schwangere: www.sciencedirect.com/science/article/abs/pii/S1871519212000455

Ingwer gegen Mundgeruch: www.leibniz-lsb.de/presse-oeffentlichkeit/pressemitteilungen/pm-300718-pressemitteilung-6-gingerol-mindert-ueblen-atem/

Hühnersuppe gegen Erkältung: www.spektrum.de/news/hilft-huehnersuppe-gegen-erkaeltung/1432792

Ingwer hilft beim Abnehmen: https://pubmed.ncbi.nlm.nih.gov/22538118/

Ingwer als Diäthilfe (Metastudie): https://pubmed.ncbi.nlm.nih.gov/29393665/

Kapitel 6: Ingwer als Heilmittel

Prinzipien der Chinesischen Medizin: www.tcm.edu/fileadmin/user_upload/pdf/presseartikel/NHK_Prinzipien_der_Chinesischen_Medizin_Noegel_15.11.pdf

PhytoDoc TCM: www.phytodoc.de/naturheilkunde/naturheilverfahren/traditionelle-chinesische-medizin

PhytoDoc Ayurveda: www.phytodoc.de/naturheilkunde/naturheilverfahren/ayurveda

Heilkunst der Antike: www.hausarzt.digital/kultur/medizinhistorie/antikes-griechenland-54368.html

Humoralpathologie (»Vier-Säfte-Lehre«): www.br.de/radio/bayern2/sendungen/radiowissen/mensch-natur-umwelt/heilpflanzen-hippokrates100.html

Wechselwirkungen von Ingwer mit anderen Stoffen: https://media.dav-medien.de/sample/9783804737334_p.pdf

Ingwer in der Schwangerschaft – Empfehlung von embryotox/Charité, Berlin: www.embryotox.de/arzneimittel/details/ansicht/medikament/ingwer/

Wirkung allgemein: Herbal Medicine: Biomolecular and Clinical Aspects: www.ncbi.nlm.nih.gov/books/NBK92775/

Wirkung phytochemisch und pharmakologisch: Some phytochemical, pharmacological and toxicological properties of ginger (*Zingiber officinale* Roscoe): A review of recent research: www.sciencedirect.com/science/article/abs/pii/S0278691507004243?via%3Dihub

Wirkung allgemein: Ginger – Drug Levels and Effects: www.ncbi.nlm.nih.gov/books/NBK501786/

Wirkung von Ingwer, Universität Freiburg: www.uniklinik-freiburg.de/presse/publikationen/im-fokus/detailansicht/261-wunderknolle-ingwer.html

Wirkung pharmakologisch: A Review on Pharmacological Properties of Zingerone (4-(4-Hydroxy-3-methoxyphenyl)-2-butanone): www.hindawi.com/journals/tswj/2015/816364/

Wirkung antibakteriell: Chemical composition and antibacterial activities of seven *Eucalyptus* species essential oils leaves: https://biolres.biomedcentral.com/articles/10.1186/0717-6287-48-7

Wirkung antibiotisch: Antibiofilm and Antivirulence Activities of 6-Gingerol and 6-Shogaol Against *Candida albicans* Due to Hyphal Inhibition: www.frontiersin.org/articles/10.3389/fcimb.2018.00299/full

Wirkung als Antioxidans: www.ncbi.nlm.nih.gov/books/NBK92775/#ch7_sec7

Wirkung antiinflammatorisch: www.ncbi.nlm.nih.gov/pmc/articles/PMC3665023/

Wirkung antikarzinogen: https://journals.plos.org/plosone/article?id=10.1371/journal.pone.0126605

Wirkung bei chronischen Krankheiten und als Blutdrucksenker: https://pubmed.ncbi.nlm.nih.gov/28336112/

Übersicht Studienlage: www.medicalnewstoday.com/articles/265990#benefits

Arthritis: Effects of a ginger extract on knee pain in patients with osteoarthritis: https://onlinelibrary.wiley.com/doi/full/10.1002/ptr.6730

Arthritis: Efficacy and safety of ginger in osteoarthritis patients: A meta-analysis of randomized placebo-controlled trials: https://pubmed.ncbi.nlm.nih.gov/25300574/

Diabetes: www.diabetesstiftung.de/diabetes-was-ist-das-eigentlich

Diabetes: www.deutschesgesundheitsportal.de/2023/01/20/ingwer-hilft-bei-diabetes/

Diabetes: Dietary ginger as a traditional therapy for blood sugar control in patients with type 2 diabetes mellitus: https://pubmed.ncbi.nlm.nih.gov/30921234/

Ingwersaft als natürliches Desinfektionsmittel: www.izb.unibe.ch/e426799/e427419/e460036/pane465167/e509307/Ginger_eng.pdf

Kopfschmerzen: www.gesundheitsinformation.de/wie-unterscheiden-sich-verschiedene-kopfschmerzformen.html

Kopfschmerzen/Migräne: Ginger for Migraine: www.psychiatrist.com/jcp/neurologic/migraine/ginger-for-migraine/

Krebsvorsorge: A review of the dietary flavonoid, kaempferol on human health and cancer chemoprevention: www.sciencedirect.com/science/article/abs/pii/S0308814612019176?via%3Dihub

Krebsvorsorge/Therapie: Herb and Spices in Colorectal Cancer Prevention and Treatment: A Narrative Review: www.ncbi.nlm.nih.gov/pmc/articles/PMC9280164/

Krebsvorsorge/Therapie: Protective and therapeutic potential of ginger (*Zingiber officinale*) extract and [6]-gingerol in cancer: A comprehensive review: https://onlinelibrary.wiley.com/doi/10.1002/ptr.6134

Krebsbehandlung/Therapie: Ingwer als Mittel bei Übelkeit Chemotherapie: www.ncbi.nlm.nih.gov/pmc/articles/PMC9276410/

Krebsbehandlung/Therapie: Efficacy of Ginger (*Zingiber officinale*) in Ameliorating Chemotherapy-Induced Nausea and Vomiting and Chemotherapy-Related Outcomes: https://pubmed.ncbi.nlm.nih.gov/31519467/

Krebsbehandlung/Therapie: Does the Oral Administration of Ginger Reduce Chemotherapy-Induced Nausea and Vomiting? A Meta-analysis of 10 Randomized Controlled Trials: https://journals.lww.com/cancernursingonline/Fulltext/2019/11000/Does_the_Oral_Administration_of_Ginger_Reduce.15.aspx

Krebsbehandlung/Therapie: Ginger as a miracle against chemotherapy-induced vomiting: www.ncbi.nlm.nih.gov/pmc/articles/PMC3703071/

Krebsbehandlung/Therapie: Ginger and Its Constituents: Role in Prevention and Treatment of Gastrointestinal Cancer: www.hindawi.com/journals/grp/2015/142979/

Krebsbehandlung nicht bestätigt: https://medizin-transparent.at/brustkrebs-ingwer/

Postoperative Übelkeit: Ginger (*Zingiber officinale*): An alternative for the prevention of postoperative nausea and vomiting. A meta-analysis: www.sciencedirect.com/science/article/abs/pii/S0944711318302885?via%3Dihub

Reisekrankheit: Clinical Evaluation of the Use of Ginger Extract in the Preventive Management of Motion Sickness: www.sciencedirect.com/science/article/pii/S0011393X20300175?via%3Dihub

Reisekrankheit: Effects of ginger on motion sickness and gastric slow-wave dysrhythmias induced by circular vection: https://journals.physiology.org/doi/full/10.1152/ajpgi.00164.2002

Reisekrankheit: Motion sickness, ginger, and psychophysics: www.sciencedirect.com/science/article/abs/pii/S014067368292205X

Menstruationsschmerzen: Efficacy of Ginger for Alleviating the Symptoms of Primary Dysmenorrhea: https://pubmed.ncbi.nlm.nih.gov/26177393/

Schmerzbehandlung: The use of ginger (*Zingiber officinale*) for the treatment of pain: a systematic review of clinical trials: https://pubmed.ncbi.nlm.nih.gov/22054010/

Schmerzbehandlung: Clinical trials on pain lowering effect of ginger: A narrative review: https://onlinelibrary.wiley.com/doi/full/10.1002/ptr.6730

Schwangerschaftsübelkeit: Effect of ginger in the treatment of nausea and vomiting compared with vitamin B6 and placebo during pregnancy: https://pubmed.ncbi.nlm.nih.gov/31937153/

Schwangerschaftsübelkeit: A systematic review and meta-analysis of the effect and safety of ginger in the treatment of pregnancy-associated nausea and vomiting: https://nutritionj.biomedcentral.com/articles/10.1186/1475-2891-13-20

Stillen: Effects of Fenugreek, Ginger, and Turmeric Supplementation on Human Milk Volume and Nutrient Content in Breastfeeding Mothers: A Randomized Double-Blind Controlled Trial: www.liebertpub.com/doi/10.1089/bfm.2018.0159

Vergiftungserscheinungen: Ameliorative and protective effects of ginger and its main constituents against natural, chemical and radiation-induced toxicities: A comprehensive review: www.sciencedirect.com/science/article/abs/pii/S0278691518307816?via%3Dihub

Alzheimer/Demenz: 6-Shogaol has anti-amyloidogenic activity and ameliorates Alzheimer's disease via CysLT1R-mediated inhibition of cathepsin B: www.sciencedirect.com/science/article/abs/pii/S0006291X16309445?via%3Dihub

Ingwer für Haustiere: https://vcacanada.com/know-your-pet/ginger

Ingwer in der Tiermedizin – Hunde: www.ivsajournals.com/article_133441.html

Ingwer in der Tiermedizin – Hunde: www.sciencedirect.com/science/article/abs/pii/S0168159118300297

Ingwer in der Tiermedizin – Pferde: https://pubmed.ncbi.nlm.nih.gov/17689992/

Ingwer in der Tiermedizin – Pferde: https://pferde-ingwer.de.tl/Ingwer-in-der-Pferdef.ue.tterung.htm

Ingwer in der Tiermedizin – Hühner: www.mdpi.com/2076-2615/12/7/901

Ingwer in der Tiermedizin – Legehennen: www.mdpi.com/2076-2615/9/11/857

Kapitel 7: Aus der Praxis – Ingwer in der Küche

Ingwer in der Mittelalterküche – die »Küchenmeisterei«: www.koch-welten.de/lexnuernbergerkuechenmaistrey.htm

Ingwer als Grabbeigabe: www.ft.com/content/50d6c3cb-8234-49cc-88f6-6e367e6f2141

Ingwer in der alten englischen Küche – *The Good Huswifes Jewell*: www.foodsofengland.co.uk/book1594huswife.htm und https://en.wikipedia.org/wiki/Thomas_Dawson_(cook)

Ingwer in der alten englischen Küche – *The Queen-Like Closet*: www.gutenberg.org/cache/epub/14377/pg14377-images.html und https://en.wikipedia.org/wiki/Hannah_Woolley

The Oxford Companion to Food: https://en.wikipedia.org/wiki/The_Oxford_Companion_to_Food

Das Ingwergrab: https://de.wikipedia.org/wiki/Xin_Zhui

Ingwersorten: https://ingwerteeseite.de/ingwersorten-ingwerarten/

Ingwer aus Österreich: www.topagrar.at/management-und-politik/news/ingwer-aus-oesterreich-erstmals-erhaeltlich-10276238.html

Erste Erfolge beim Ingwer-Anbau in Bayern: www.bayerische-staatszeitung.de/staatszeitung/wirtschaft/detailansicht-wirtschaft/artikel/erste-erfolge-beim-ingwer-anbau-in-bayern.html

Praktisches Kochbuch von Henriette Davidis (1849): www.deutschestextarchiv.de/book/show/davidis_kochbuch_1849

Kapitel 8: Rezepte mit Ingwer

Marx Rumpolt, Kurzinfo: https://de.wikipedia.org/wiki/Marx_Rumpolt

Ein new Kochbuch, 1581 – Stichwort »Ingwer«: www.deutschestextarchiv.de/search/ddc/search?q=Ingwer&book=rumpolt_kochbuch_1581

Maßeinheit Lot: https://de.wikipedia.org/wiki/Lot_(Einheit)

Maßeinheit Vierling: www.dwds.de/wb/dwb/vierling

Wikipedia Ceviche: https://de.wikipedia.org/wiki/Ceviche

Ceviche-Rezepte: https://info-peru.de/blog/ und https://latin-mag.com/ceviche-das-original-rezept-aus-peru/0

Dr. med. Michael Nehls

Das Multitalent für die Gesundheit – die einzige pflanzliche Omega-3-Quelle

Omega-3-Fettsäuren waren mitentscheidend für die Evolution unserer Intelligenz. Aufgrund unserer Entwicklungsgeschichte können wir jedoch nur die aquatischen Omega-3-Fettsäuren effizient verwerten. Doch Fisch und Meeresfrüchte stehen uns aufgrund der Überfischung der Weltmeere nicht mehr ausreichend zur Verfügung, ganz zu schweigen von ihrer Belastung mit Schadstoffen. Algenöl ist die ursprüngliche und rein pflanzliche Quelle für aquatische Omega-3-Fettsäuren und zugleich die einzige nachhaltige Alternative, um den weltweiten Mangel an aquatischen Omega-3-Fettsäuren zu beheben. Dieser Mangel ist mitverantwortlich für nahezu alle Zivilisationskrankheiten – von Herzinfarkt bis Schlaganfall, von Depression bis Alzheimer, von Diabetes bis Krebs. Regelmäßig eingenommen bewahrt Algenöl vor lebensgefährlichem Omega-3-Mangel und leistet einen essenziellen Beitrag zum gesunden Leben.

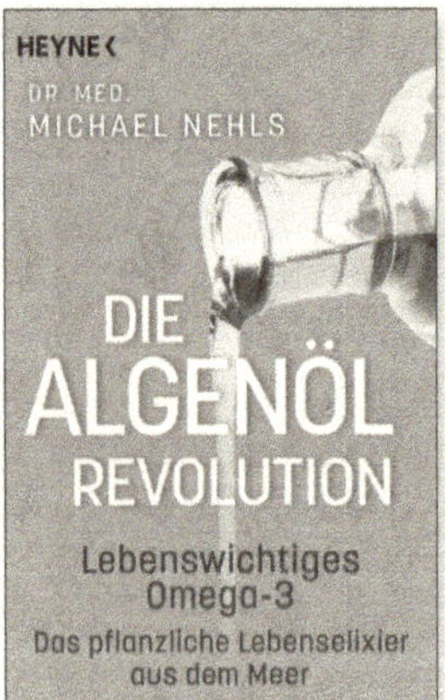

978-3-453-60608-1

Leseprobe unter **www.heyne.de**

HEYNE